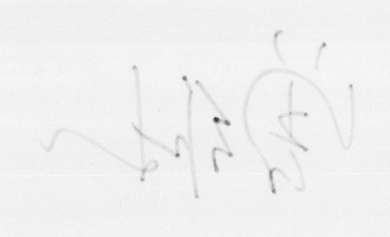

肠道力

普外科曾医生——著

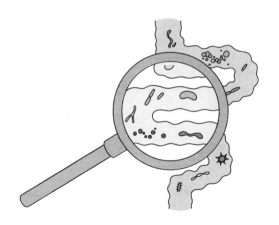

CTS K 湖南科学技术出版社 博集天卷 CS-BOOKY

·长沙·

图书在版编目（CIP）数据

肠道力 / 普外科曾医生著. -- 长沙：湖南科学技术出版社, 2024. 10. -- ISBN 978-7-5710-3209-8

Ⅰ . R574-49

中国国家版本馆 CIP 数据核字第 2024E23L29 号

上架建议：畅销·健康科普

CHANGDAO LI

肠道力

著　　　者：	普外科曾医生
出 版 人：	潘晓山
责任编辑：	刘　竞
监　　制：	于向勇
策划编辑：	刘洁丽
文字编辑：	刘　盼　罗　钦
营销编辑：	黄璐璐　时宇飞　邱　天
封面设计：	末末美书
插画设计：	殷宁忆
版式设计：	李　洁
内文排版：	谢　彬
出　　版：	湖南科学技术出版社
	（湖南省长沙市芙蓉中路 416 号　邮编：410008）
网　　址：	www.hnstp.com
印　　刷：	三河市天润建兴印务有限公司
经　　销：	新华书店
开　　本：	875 mm × 1230 mm　1/32
字　　数：	165 千字
印　　张：	9
版　　次：	2024 年 10 月第 1 版
印　　次：	2024 年 10 月第 1 次印刷
书　　号：	ISBN 978-7-5710-3209-8
定　　价：	58.00 元

若有质量问题，请致电质量监督电话：010-59096394
团购电话：010-59320018

自　序

　　各位读者朋友大家好，我是普外科曾医生，很高兴我的新书又要和大家见面了。我是北京协和医学院博士、三甲医院副主任医师，还有一个重要的身份——医学科普达人。

　　这是我的第三本书，跟之前出版的"曾医生让你早知道"系列有点不一样，《肠道力》重点关注的是我们的肠道健康。因为人体70%左右的免疫细胞位于肠道，所以养护肠道，保持肠道健康，就意味着消化吸收功能好，身体免疫力好，不容易生病。因此，我们常说：肠健康，长年轻。

　　近些年，我们的生活和饮食方式发生了巨大的改变，生活质量提高了，饮食从粗茶淡饭逐渐向大鱼大肉转变，高糖、高油、高热量、低膳食纤维的饮食模式成了很多人的日常。与此同时，很多职场上的年轻人缺乏运动，超重和肥胖的人越来越多。这些因素就导致肠道疾病高发，结直肠癌的发病率越来越高——已经排在我国肿瘤发病率的第二位，仅

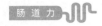

次于肺癌。

而且，结直肠癌的发病有年轻化的趋势，我见过还在上初中的十几岁的孩子就被诊断为结直肠癌，病房里二三十岁患癌的人也不少见。作为一个医生，看到这样的现象，我是很难受的。这些年我利用业余时间做健康科普内容，就是希望大家多学一些健康知识，养成健康的生活习惯，从而远离疾病。

如果你以为肠道只是一个消化和排泄器官，那就大错特错了。肠道的健康与我们的身体健康息息相关，毫不夸张地说，养肠就是养命！

如何判断肠道是否健康？放屁多是结直肠癌的信号吗？哪些人容易得结直肠癌？如何预防结直肠癌？如何通过大便发现结直肠癌的蛛丝马迹？吃哪些食物可以降低结直肠癌的发病率？结直肠癌是最"笨"的癌症，如何有效预防呢？除了结直肠癌，肠道的良性疾病也非常多，一个人如果肠道很脆弱，就可能经常腹痛、腹胀、腹泻、放屁多、便秘等，还有痔疮、肛周脓肿等肛肠疾病——发作起来也非常折磨人。这些与肠道相关的疾病和症状，书中都有讲解。

熟悉我的读者朋友会发现，这本书的内容跟我现在的工作内容密切相关，所以在这本书上市之前，我反复审读书稿内容，查阅资料，希望把科学、靠谱的健康知识分享给大家。但医学技术和研究是在不停进步和发展的，如果有不尽完善之处，也恳请大家多多指正。

在书中，我会针对常见的肠道疾病进行详细解读，用通俗易懂的文字，搭配趣味十足的插图，把健康知识讲明白。希望没有医学背景的普通人也能看懂。字号依然很大，中老年读者朋友应该也能阅读。

如果你的肠道不太好，或者家里长辈、小孩有肠道疾病的困扰，那这本书很值得一看。它可以作为家庭常备的健康读物，让大家多了解与肠道健康相关的知识，及早知道如何科学地养护胃肠道，增强抵抗力。

愿大家都身体健健康康的！

普外科曾医生

2024年9月

目 录

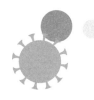

第一章
了解我们的消化器官之肠道

第二章
不可思议的大便

第三章
烦人的痔疮

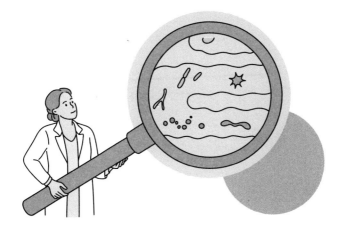

第四章
肠道生病的信号

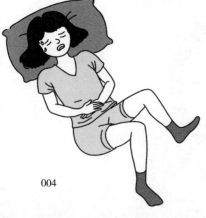

第五章
结直肠癌是最"笨"的癌症

曾 医 生 写 给 你 的 肠 道 养 护 指 南

第一章
了解我们的消化器官之肠道

肠道是人体最大的屏障器官，人体70%的免疫力来源于肠道，所以"肠健康，常年轻"！

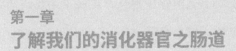

⬚ 如何判断肠道是否健康？

　　我们的肠道包括大肠和小肠。小肠比较长，有4～6米长，包括十二指肠、空肠和回肠。小肠主要负责食物的消化和吸收，大部分营养物质都是在小肠里被吸收的，例如糖、脂肪、氨基酸、维生素等。

　　小肠疾病的发病率远远低于大肠疾病的，但小肠疾病也很常见，如十二指肠溃疡、小肠息肉、小肠梗阻（可由肠套叠、肠扭转、肠粘连、肠系膜血栓等多种病变引发）、小肠肿瘤、克罗恩病等。

　　食物在小肠内被消化吸收后，剩下没有被消化的食物残渣和水分，就会进入大肠。大肠全长为1.5米左右，包括盲肠、结肠和直肠，结肠又可以分为升结肠、横结肠、降结肠和乙状结肠。

　　大肠的主要功能是吸收水分和电解质，大部分水分被吸收后，剩下的食物残渣、水分和细菌等物质就会形成大便。

大肠疾病发病率较高，常见的疾病有非特异性的大肠炎、溃疡性结肠炎、大肠息肉、结直肠癌（即大肠癌，包括结肠癌、直肠癌）、肛管癌、便秘、痔疮、肛瘘、肛周脓肿、肛裂等。

不良的生活和饮食习惯，导致肠癌的发病率不断增加。以结直肠癌为例，最新的数据显示，我国结直肠癌的发病率已经高居第二位，仅次于肺癌，我国每年新发的结直肠癌患者超50万，死亡人数约24万，结直肠癌已严重威胁到广大群众的健康。

肠道是否健康怎么看？

我们如何判断自己的肠道是否健康呢？可以从以下几个方面来看。

肠道的功能

食物的消化和吸收主要在小肠，一个人如果经常消化不良，容易出现腹痛、腹胀、腹泻等情况，往往说明其肠道比较"娇气"。例如喝奶之后出现腹痛和腹泻，往往提示乳糖不耐受；吃了富含脂肪、偏油腻的食物，或者吃了生冷的食

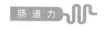

物之后容易腹泻，则提示消化吸收功能不好。情绪波动大也会影响肠道功能，比如在紧张、激动或者压力大等情况下，人容易出现腹泻或者便秘的症状。

如果你常常出现腹胀、腹痛、腹泻、脂肪泻等症状，并且伴随体重下降、消瘦等情况，则需要去医院做一个详细的检查，明确病因——常见的疾病有功能性消化不良、肠易激综合征、乳糖不耐受、肠道肿瘤等。

大便的情况

大便在一定程度上也可以反映肠道是否健康。正常人每天排便一两次，或每两天排便一次。正常成年人的大便是黄褐色的软便，外形像香蕉一样，正常的大便没有明显的恶臭。

大便异常，则提示肠道不健康。大便的异常包括大便的排出频次、形状、气味、颜色等发生改变，以及大便上有寄生虫，等等。

慢性功能性便秘患者，每周排便少于3次，并且排便时费力、粪质硬结、量少。

鲜红色、暗红色，或黑色柏油样大便，常见于消化道出血，病因有痔疮、结直肠癌、肠息肉、消化道溃疡等。

脓便或者脓血便，常见于痢疾、溃疡性结肠炎、结直肠癌等。

水样便或者稀糊状的大便，常见于各种感染性和非感染性腹泻，需要进一步检查，以确定病因。

大便呈细条状、大便变细，常见于直肠狭窄，病因有结直肠癌、痔疮等。

正常的大便有少许臭味，主要是因为蛋白质没有被身体完全吸收，进而被肠道细菌分解，产生了吲哚、粪臭素、硫化氢等物质。所以肉食者的大便气味更重，素食者的比较轻。如果患者有慢性肠炎，结肠癌或者直肠癌组织溃烂，则大便伴有恶臭味。当身体对脂肪和糖类消化吸收不良时，大便可出现酸臭味。

患者体内如果有蛔虫、绦虫等较大的寄生虫，则可以在大便里发现完整的寄生虫或者其片段。

每天排便之后，大家可以观察一下自己的大便，看看颜色、形状是否正常，有没有寄生虫等，如果发现不对劲的地方，请及时就医。

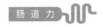

肠道疾病的症状

除了大便异常会提示肠道病变，还有很多其他方面的症状也会提示肠道可能出了问题。例如腹痛，腹胀，恶心，呕吐，排便困难，便血，肛门停止排气、排便，体重下降，贫血，消瘦，腹部包块，发热，放屁次数增加或者减少，头晕，面色苍白等。如果出现体重下降、便血、贫血、腹部包块等肠癌的报警症状，大家应当接受系统的检查，明确诊断。

辅助检查

肠道的检查手段非常多，常用的有大便常规和隐血试验检查，腹、盆腔CT检查，下消化道造影，肠镜检查等。大部分的肠息肉和早期肠癌没有明显的症状，需要通过辅助检查、定期体检才能早发现！

化验大便可以观察大便里有没有红细胞、白细胞、寄生虫卵、脂肪球等。如果大便里出现红细胞了，患者就需要进一步做肠镜检查，找出肠道出血的原因；大便里有白细胞，说明肠道有炎症；大便里有寄生虫卵，说明患者体内有寄生虫，如常见的蛔虫。

值得注意的是，化验大便并不是万能的，发现不了大

大便的检查结果

部分的肠息肉，容易漏诊。而80%以上的结直肠癌来自肠息肉恶变，从肠息肉发展到结直肠癌，一般需要5～10年的时间。在这段漫长的时间里，我们有足够多的机会发现肠息肉和结直肠癌。由于早期的息肉不会引发任何症状和异常体征，做肠镜检查是发现肠息肉最重要的方式。

为了及早发现结直肠癌，以下人群需要接受结直肠癌的筛查：

（1）45岁以上没有任何症状的人群；（2）粪便隐血试验结果为阳性的人群；（3）既往有腺瘤性结肠息肉、溃疡性结肠炎、克罗恩病等癌前病变的人群，以及有肠癌家族史

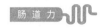

的人群，需要更早地接受筛查；（4）40岁以上，且有以下症状的人群：大于两周的腹泻、便秘、便血或者大便变细。

上述人群应尽早做一次肠镜检查，如果没有发现问题，可以5～10年后再次做肠镜检查。

如何保持肠道健康？

首先，有肠道疾病的患者应该接受规范的治疗，并定期复查，这样才能保持肠道健康。例如溃疡性结肠炎和克罗恩病患者，可能需要长期口服抗炎的药物；肠癌患者，需要手术治疗，还可能需要放、化疗；细菌性肠炎患者，需要使用抗生素；腹泻患者可以适当使用止泻药物；顽固性便秘患者，需要使用缓泻药物。

其次，我们要改变不良的生活和饮食习惯，这样不仅可以预防肠道疾病的发生，对于治疗已经发生的肠道疾病也是有益处的。

对肠道有益处的生活习惯，包括以下几个方面。

（1）多吃新鲜的蔬菜、水果和全谷物，其中富含的膳食纤维不仅可以软化大便，治疗便秘，还可以降低结直肠癌的发病率。

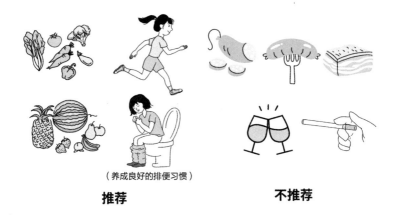

（养成良好的排便习惯）

推荐　　　　　　　　　　**不推荐**

（2）少吃红肉和加工肉。红肉是指猪肉、牛肉等哺
　　乳动物的肉，红肉已经被列为二类致癌物。加工
　　肉是指培根、腊肉、香肠、牛肉干等经过加工的
　　肉，加工肉是一类致癌物。长期大量摄入红肉和
　　加工肉，可能会增加结直肠癌的发病率，所以吃
　　起来要适度。

（3）适当运动，控制体重。肥胖是结直肠癌发病的潜
　　在高危因素，而适当运动可促进胃肠道蠕动，减
　　少食物残渣及有害物质在体内停留的时间，有助
　　于肠道健康。

（4）戒烟和戒酒。烟和酒精都是一类致癌物，长期抽
　　烟和饮酒也会增加结直肠癌的发病率。对于痔疮

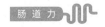

患者，饮酒也会加重痔疮的症状，患者应该严格戒酒。

（5）药物预防。研究显示，服用阿司匹林可以降低腺瘤的发病率，从而降低结直肠癌的发病率。但是，阿司匹林的最佳服用剂量和服用时间，现在还没有确定，且长期服用阿司匹林有一定的潜在副作用，需要医生综合分析，权衡利弊，判断患者是否需要服用。

（6）养成良好的排便习惯。每天定时排便，排便的时候不要分心，不要玩手机或看报纸。定时排便可以将身体里的代谢废物排出体外，防治便秘。

（7）定期体检。从肠息肉发展成结直肠癌一般需要5～10年的时间，因此大家定期体检，就能早发现肠息肉，早切除，将结直肠癌扼杀在摇篮里。

总而言之，我们需要保持健康的生活饮食习惯，定期体检，从而降低肠道疾病的发病率。我们还要养成定时排便的好习惯，每次排便后，回头看看自己的大便，如果大便异常，我们一定要及时去医院检查。如果出现便血、腹痛、消瘦、贫血等症状，我们一定要及早就医。

肠好，身体好，我们应该如何保养肠道？

　　有读者问，肠道里有那么多大便，为什么人类的身体不会吸收它们，只会吸收营养物质？肠道里有那么多大便，对身体有没有危害？

　　这位读者的提问非常有意思。首先，我们的肠道只会消化吸收营养物质，像食物残渣、大便、细菌等，我们的身体确实不会吸收，而且肠道黏膜还会抵御一些有害物质对我们身体的危害。

　　那么，如此奇妙、复杂的功能是怎样实现的呢？下面我就来好好讲一讲肠道。

肠道是人体最大的屏障器官

　　肠道是人体最大的屏障器官，人体70%的免疫力来源于肠道，所以"肠健康，常年轻"！肠道可以抵御各种有

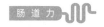

毒、有害物质对身体的侵害和损伤。肠道黏膜构成了人体内的第一道防线，会形成一个完整的屏障，抵御有害物质的入侵。

肠道的屏障功能主要由以下四部分组成。

第一部分是机械屏障。肠道黏膜上面的细胞，是一个个紧密连接在一起的，其分泌的黏液、表面的菌膜，共同构成了机械屏障，就像一道坚固的城墙，可以抵御有害、有毒物质的入侵。但机械屏障也不是密不透风的，肠道黏膜上面的细胞表面有很多受体，还有很多转运蛋白，可以特异性地转运对我们身体有用的物质，比如氨基酸、脂肪、糖、维生素、电解质、水分等；而我们身体不需要的、对身体有害的物质则不会被转运，会被阻挡在外面。

第二部分是化学屏障。我们的消化系统会分泌胃液、胆汁、肠液、消化酶、溶菌酶等，这些化学物质可以杀灭有害病原菌。比如胃液中的胃酸，能够杀灭我们吃进去的食物中的大部分细菌；肠道分泌的黏液还会起到润滑的作用，防止我们吃进去的比较坚硬的食物对肠道造成损伤。

第三部分是免疫屏障。肠道是我们人体最大的免疫器官，70%左右的免疫细胞都在肠道里。想要提高免疫力、不生病，肠道健康就显得非常关键。肠道里的免疫细胞和抗体可以直接杀灭有害病原菌，还可以把这些有害物质的抗原呈递给T细胞（T淋巴细胞），启动特异性免疫，有效杀灭病原微生物。

我们的免疫系统有双向调节作用，杀灭有害的物质，对我们人体有利的物质，则产生免疫耐受。比如我们吃进去的食物，它们本都不属于我们的身体，来自其他的物种。我们吃进去的鸡、鸭、牛、羊肉等，在严格意义上都属于过敏原。对大多数人而言，肠道非常聪明，会对这些肉产生免疫耐受，因此大多数人吃这些肉并不会有过敏反应。但免疫耐受也有个体差异，如果免疫调节的机制失衡，就可能出现对食物过敏的情况，比如，有的人对牛奶蛋白过敏，对麸质过敏，还可能会出现炎症性肠病、肠易激综合征等多种疾病。

第四部分是生物屏障。我们的肠道里面生活着大量的微生物，有真菌、细菌、病毒，以细菌为主，占肠道微生物总数的99%，数量可以达到100多万亿，重量可以达到1.5千克，细菌的数量是人体细胞的10倍以上。

肠道菌群可以分为有益菌、有害菌和中性菌。肠道的有益菌可以阻止其他有害菌的入侵和定植，可以消化食物

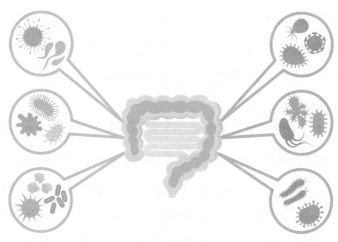

肠道菌群

残渣，为我们的身体提供营养，还有非常重要的免疫调节功能。

怎样呵护我们的肠道？

肠道的屏障功能如果出问题了，会导致多种疾病，比如腹泻、肥胖、糖尿病、焦虑、抑郁、肠易激综合征等。

那么，我们应该如何保养我们的肠道，使之变得强健？

第一，饮食要健康，作息要规律。抽烟、喝酒，长期饮用浓茶、浓咖啡，经常进食过热、质地过硬、不好消化的食物，饮食不规律，暴饮暴食，等等，都会对胃肠道造成损害。因此建议均衡饮食，不挑食，不偏食，多吃新鲜的蔬菜、水果，不抽烟，不喝酒，少熬夜，养成早睡早起的好习惯。

第二，保持好心情，胃肠道的健康跟我们的心情有很大的关系。有些人一生气就肚子疼、胃反酸、烧心、腹胀、恶心等，就是因为胃肠道很容易受到情绪的影响。具体来说，紧张、焦虑、情绪波动等会引起迷走神经兴奋，而迷走神经兴奋会影响胃肠道的运动和血运，还会释放炎症因子，损害胃肠道。

第三，不要乱吃药。很多药物都是在胃肠道内被消化吸收的，用药不正确就有可能会对胃肠道造成损伤。比如，我们常用的解热镇痛药，对乙酰氨基酚、布洛芬、阿司匹林等；抑制血小板聚集的药物氯吡格雷；治疗癌症的化疗药物糖皮质激素，例如地塞米松、泼尼松（强的松）等。还有杀灭细菌的抗生素，长期使用抗生素有可能会导致肠道菌群失调，把肠道里面的有益菌也杀死了。所以，大家千万不要自己乱吃药，一定要听医生的指导，谨遵医嘱；如果服药期间出现腹痛、腹胀、恶心、呕吐、腹泻、黑便等情况，请及时就医。

第四，胃肠道黏膜受损的朋友可以在医生的指导下，适当服用黏膜保护剂。比如铝碳酸镁、硫糖铝、枸橼酸铋钾、替普瑞酮、瑞巴派特等药物，但一定要在医生的指导下服用。

第五，补充益生菌和膳食纤维。肠道菌群失调的人可以适当补充益生菌，从而帮助维护肠道内微生态的平衡，修复受损的肠黏膜屏障。补充益生菌对感染性腹泻、炎症性肠病等也有辅助治疗的效果。但是益生菌的产品种类很多，你适合吃哪种益生菌，需要吃多长时间，也需要医生的指导。

膳食纤维一般不会被我们的胃肠道消化和吸收，但可以保护我们的胃肠道，吸收水分，促进肠道蠕动，有助于排便。部分膳食纤维还可以被大肠内的细菌发酵，产生一些有机酸，对我们的身体也是有益处的，能够调节肠道免疫力，增加肠道黏液的分泌。大家可以适当多吃一些全谷物、蔬菜、水果、菌菇类、豆类、坚果等来补充膳食纤维。如果饮食上吃不够，大家也可以买一些富含膳食纤维的保健产品来吃，保证每天摄入充足的膳食纤维。

总而言之，胃肠道的健康对我们的身体健康至关重要，我们平时一定要坚持健康饮食，规律作息，保持好的心情。

肠道菌群是人体的"第二大脑"！

大脑是我们身体的指挥官，但是你可能没想到——我们的肠道，尤其是肠道菌群也会影响我们的日常行为和情绪，因此肠道菌群又被称为人体的"第二大脑"。

细胞是构成我们生命体的基本单位，但是我们的肠道中存在着数量远超细胞的微生物，这些微生物统称为肠道菌群。在人类的肠道中，细菌的种类达到1000种以上，数量高达$10^{13}\sim10^{14}$个，是人体细胞总数的10倍。

大量研究显示，肠道菌群失调与高血压、糖尿病、冠心病、肥胖等代谢性疾病密切相关，还可能导致抑郁、焦虑等精神心理疾病。据此，美国哥伦比亚大学的神经学家迈克·格尔松教授最早提出"肠-脑轴"的概念，也就是由肠道和肠道神经系统、肠道微生物组成人体的"第二大脑"，肠道可以与大脑交流沟通，互相影响。

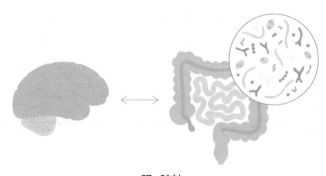

肠-脑轴

肠道是如何影响大脑的?

大脑是中枢神经系统,可以通过自主神经系统(交感神经系统和副交感神经系统)影响胃肠道。比如在你饿的时候,肠道蠕动会加强,肚子会咕噜咕噜响;在你心情不好或紧张的时候,肚子也可能会疼,胃肠道可能出现痉挛。

肠道还可以通过三种途径影响大脑:

第一种,神经途径。肠道的细胞可以分泌多种激素,例如瘦素、缩胆囊肽(胆囊收缩素)、胰高血糖素样肽-1等,这些激素可以作用于肠道神经上的受体,将信号传导至大脑。例如瘦素与神经上的受体结合后,将信号传导至大脑,产生饱腹感,之后大脑就会发出指令,让我们少吃。

肠道菌群还可以分泌多种神经递质,例如 γ-氨基丁酸、5–羟色胺、多巴胺等。神经细胞之间传递信息的物质就是神经递质，神经递质参与了多种神经活动，发挥着重要的作用。

第二种，体液途径。肠道细胞分泌的激素、细胞因子，以及肠道微生物的代谢产物，可以直接通过血液循环到达大脑，并且通过血脑屏障直接作用于大脑。

第三种，免疫途径。肠道菌群是构成肠道屏障的重要部分，还可以调节免疫细胞的功能。肠道菌群失调会影响免疫功能，导致大脑出现炎症，如自身免疫性脑炎等。

如何改善肠道菌群？

肠道功能紊乱，尤其是肠道菌群失调可以导致多种消化系统疾病及非消化系统疾病，例如炎症性肠病、肠易激综合征、肥胖、高血压、冠心病、肿瘤、抑郁、阿尔茨海默病等。

那要如何维持肠道健康，改善肠道菌群呢？

第一，均衡饮食。食物多样化，可为肠道菌群提供全面的营养物质。《中国居民膳食指南（2022）》建议我们平均每天要摄入12种以上食物，每周摄入25种以上（不包括油、盐等调味品）。要荤素结合、有粗有细、五颜六色、避免单一。

第二，尽量少用抗生素。抗生素在杀灭有害菌的同时，也会杀灭有益菌。长期使用抗生素可导致肠道菌群失调。不要自己随便使用抗生素，要在医生的指导下使用。还有很多药物会对胃肠道造成损伤，例如化疗药、止痛药、激素等，所以大家使用药物需要遵医嘱。

第三，适当补充益生菌。益生菌可以帮助改善肠道菌群失调的情况，改善胃肠道功能。但是益生菌产品的质量良莠不齐，所以如何选择适合自己的益生菌，目前还有很大的争议。如果要选择益生菌，大家最好先咨询医生。

第四，补充膳食纤维和益生元。膳食纤维不能被肠道吸收，但是可以促进肠道蠕动。同时，肠道菌群可以分解和利用一部分膳食纤维。而益生元多为寡糖类物质，是有益菌的食物，可以促进有益菌的生长，增强肠道的免疫功能，对肠道有好处。平时可以适当多吃一些新鲜的蔬菜、水果、粗粮、坚果、菌菇等富含膳食纤维和益生元的食物。一些富含膳食纤维和益生元的保健产品，也可以适当食用。

第五，少吃垃圾食品。这类食品大多是高脂、高糖、高热量和低膳食纤维的，要少吃。例如油炸食物、奶茶、可乐等，这些食物可导致肠道菌群失调、肠道炎症、肥胖等多种问题。

　　总而言之，肠道与大脑可以互相影响。肠道健康，尤其是肠道菌群健康，非常重要。我们要好好养护自己的肠道。

哪有什么水土不服，其实是肠道菌群失调

很多朋友肯定都有过类似的经历，假期去一个地方旅游，或者因为工作要去外地出差，到了一个新地方之后，不知怎么回事就会腹泻，我们日常管这种现象叫水土不服。

其实以上的病症在医学上有个术语叫旅行者腹泻。卫生、经济条件较好地方的人到卫生、经济条件较差的地方，更容易出现旅行者腹泻。细菌、病毒、寄生虫都可以引起旅行者腹泻，但90%的腹泻都是由细菌引起的。

为什么到一个新地方之后人会出现水土不服呢？主要是因为你肠道里面的菌群跟另外一个地方人的肠道菌群不一样。

常言道，一方水土养一方人。一方水土其实也养了一群细菌。你到的新地方，你肠道里的细菌跟那里的细菌可能都不太一样。你吃的食物如果不卫生，食物中的细菌就可能会在你的肠道里大量繁殖，引起腹泻，以及腹痛、恶心、呕吐

等症状，所以水土不服的根本原因是肠道菌群失调或者说肠道微生物失调。

那么，如何预防和治疗水土不服呢？

第一，不要吃当地生的东西。比如不要直接喝当地的自来水，去饭店喝饮料不要加冰。最好也不要用当地的玻璃杯，因为杯子上可能也有细菌，建议使用一次性杯子和吸管来喝水，而且水一定要烧开，或者买瓶装水。

餐桌上非真空包装的番茄酱、沙拉酱等也不要食用，尽量少吃水果沙拉、蔬菜沙拉，如果一定要吃，最好吃那些需要去皮的，比如香蕉、橘子、杧果。如果你要吃苹果、梨之类的，尽量亲自削皮，别吃提前削皮的水果沙拉。凉菜也要少吃，哪怕是做熟的卤菜——在空气中暴露太久，也难免滋生细菌，卫生堪忧。总而言之，尽量吃现做的做熟了的食物。

第二，万一腹泻了，你也不用太担心，因为这种旅行者腹泻大部分都是自限性疾病，不会太严重。你在饮食上要更加留意，注意补充水分和电解质，可以喝一些运动饮料、稀释的果汁，吃一些易消化的食物，比如稀饭、面条、吐司等。你也可以适当用一些止泻药物，例如蒙脱石散。如果腹

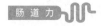

泻特别严重，伴有便血、发热等症状的话，你就需要适当地使用抗生素，常用的是阿奇霉素或者喹诺酮类抗生素。

如果腹泻特别严重，吃药也没有好转，你就一定要及时就医。医生会为你安排详细的检查，判断到底是什么原因引发的腹泻，可能还会让你输液治疗。

有人可能会问，为什么去有的地方会腹泻，去有的地方就不会？这种水土不服现象常见于卫生条件不太好的地方，卫生条件不够好，游客就更容易出现水土不服。这就好比你经常在家吃饭，卫生条件好，就不会腹泻；可偶尔去吃大排档，遇到不太卫生的店，你腹泻的概率就比较高。

所以，下次你出去旅游的话，一定要在饮食上多多留意，不要让腹泻毁了你的旅途。

吃这些食物要小心！枣核、鱼刺都不能被消化！

有个成语叫囫囵吞枣，意思是不加咀嚼地把整个枣吞下，而现实生活中常发生的情况是不小心把整颗枣核吞下肚。医院每年都能接诊到误吞枣核的患者，尖锐的枣核可以扎穿胃肠道，导致消化道穿孔、腹腔感染，甚至让人休克，危及生命！

不仅是枣核，鸡骨头、鸭骨头、鱼刺等坚硬物，我们的消化系统都无法将其彻底消化，不小心摄入这些东西，可能会对消化道造成损害。所以，大家吃东西的时候，一定要细嚼慢咽，仔细地将鸡骨头、鸭骨头、鱼刺等挑出来，吃饭的时候要专心，不要边吃边讲话。也有一种情况是我们在不知不觉中误食坚硬物，例如有的粽子里面有枣，但是吃的人不知道，不小心吃进去了枣核。

不小心吃了枣核、鱼刺等坚硬物，我们应该怎么办呢？

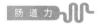

按照食物在胃肠道经过的顺序，异物所卡在的部位，我来教大家如何处理。

1.卡在咽喉

如果鱼刺或者骨头等异物卡在喉咙的扁桃体或者舌根等部位，千万不要用土办法，例如喝水、喝醋、吃韭菜、吞饭团等。吃东西只会让鱼刺插得更深，或者移到食管、胃肠道等部位。喝醋也不能溶解鱼刺。正确的做法如下：

（1）用力咳嗽。小的鱼刺或骨头会随着气流脱落，排出。

（2）用镊子或者筷子夹取。稍微抬头，张开嘴，用手电筒照一下喉咙，你如果看得见鱼刺或骨头，可以用镊子或者筷子将其夹出来，或者让家人帮忙处理。

（3）让耳鼻喉科医生取出。如果你取不出来或者看不见异物，就应该马上去医院，寻求耳鼻喉科医生的帮助。医生会在喉镜下帮你取出异物。

2.卡在食管

如果鱼刺或者枣核等异物通过了咽喉，卡在了食管，耳鼻喉科医生就鞭长莫及了。这时候你需要找消化内科医生，做胃镜检查，在胃镜下把异物取出来。如果异物已经把食管扎穿了，造成食管穿孔，纵隔脓肿，你就需要找胸外科医生做手术治疗，清理脓肿，修补穿孔。

而且，食管的周围还有胸腔的大血管。如果异物穿过食管扎到了大血管上，你就会有大出血的风险，会危及生命，需要紧急处理。

3.卡在胃部

如果异物"侥幸"通过了咽喉和食管，它的下一站就是胃部。此时你要找消化内科医生来处理，一般做胃镜就可以取出异物。如果异物已经导致胃穿孔或者胃部大出血，你就需要手术治疗。

4.卡在小肠

当异物进入小肠时，如果异物没有扎进肠壁，而是与食物残渣混合在一起，就需要先密切观察，因为异物有可能自行排出体外。如果异物已经扎进肠壁，造成小肠穿孔，你就需要外科医生为你做手术治疗。

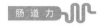

5.卡在大肠

如果异物"过五关，斩六将"，顺利地通过了胃和小肠，来到了大肠，这时是相对安全的。因为大肠的直径大，而且肠道里面的水分被逐渐吸收，大便逐渐成形，异物很可能被包裹在大便中，不会对肠道造成损伤。但也有例外，我也遇到过鱼刺或者枣核把大肠扎穿的病例。大肠里有大量的细菌，如果大肠穿孔，一般不能直接缝合，因为肠壁的破口已经被大便污染，伤口无法愈合，通常需要做肠造口手术，把肠管缝在肚皮上，让大便从肚皮上出来，大便不经过破口处。等肠管伤口愈合后，再还纳造口，恢复肠管的连续性。

我还见过枣核卡在肛门的情况。枣核顺利通过了前面所有的消化道器官，在即将排出身体的时候居然卡在了肛门。患者感觉肛门痛来看急诊，我给他做肛门指诊，发现有个枣核卡在肛门，然后帮他取出来了。

总而言之，消化系统并不像大家想象中那么强大，枣核、鱼刺等坚硬物都无法被胃肠道消化。大家一定不要吞食尖锐的异物，因为它们可以扎穿胃肠道，造成出血、穿孔，引发脓肿、腹膜炎等情况。大家吃东西一定要十分小心。

"直肠子"是真的吗？

如果一个人说话直来直去，人们便会说他是个"直肠子"。那么，在医学上，人的肠道真的是直的吗？食物从口腔进入，最后从肛门排出来，从上到下，听上去好像是直的呢！

答案当然是，人的肠道不是直的。

我们的肠道不是完全笔直的，特别是小肠，它是弯弯曲曲的。人的消化道加起来大概有9米长，是人类平均身高的4~5倍。显然，食物进入口腔后，在消化道里走了很多弯路，增加了与消化系统接触的时间，这有利于营养物质的消化和吸收。

下面我们具体来看看，食物在消化系统中是怎么走行的。

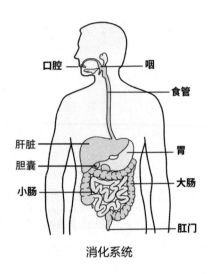

口腔　　　　咽

食管

肝脏　　　　胃
胆囊
　　　　　　大肠
小肠

　　　　　　肛门

消化系统

食管和胃

我们吃进去的食物，首先从口腔进入食管，食管是比较直的，食物会很快从食管进入胃里。胃是初步消化食物的场所，食物在胃里会停留4～6个小时。粥、鸡蛋羹等容易消化的食物，在胃里停留的时间少；那些难以消化的、硬的食物，在胃里面会停留比较长的时间。胃会分泌胃酸和胃蛋白酶，促进消化，再通过不断地运动将大块的食物研磨和消化成食糜。这时候胃的幽门会打开，食物从胃进入小肠，先是十二指肠，然后是空肠和回肠。

胃有非常好的延展性。当你空腹的时候，胃的容积只有

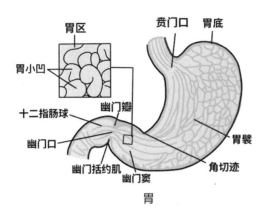

50毫升左右，但是随着你不断地吃，食物一点点进入胃里，胃的容积也会逐渐扩大，可以扩大到1000毫升，乃至2000毫升，而你都不会出现明显的腹胀感。但是你不能够无限制地吃，如果你在短时间之内吃得特别多，有可能出现急性胃扩张，甚至胃破裂。这种情况时有发生，所以我们千万不能暴饮暴食。

小肠

小肠是食物消化和吸收最主要的场所。小肠包括十二指肠、空肠和回肠，大部分位于腹部的正中。小肠大概有4～6米长，但是小肠并不是直的，而是像一团电线一样，卷在一起。小肠运动起来像蠕虫一样，是一节一节地蠕动。小肠也

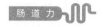

不会固定在一个位置不动，它会自由活动，可以随着你的体位发生变化：你往左边侧躺，小肠就会跑到左边去；你站起来，小肠就会往低处去。

跟食糜一同进入小肠的还有胰腺分泌的各种消化酶，可以进一步分解蛋白质、淀粉、脂肪等。在我们进食之前，肝脏分泌的胆汁会储存在胆囊里面；在我们进食之后，食物会刺激胆囊分泌胆汁，胆汁会进入小肠。胆汁可以乳化脂肪，促进脂肪和脂溶性维生素的吸收。

小肠的黏膜有突起的绒毛结构，这些绒毛可充分吸收营养物质。营养物质被吸收后，通过血液循环，首先进入肝脏，进行进一步的代谢。如果把小肠绒毛展平，它的面积大概有200平方米。亲爱的读者朋友，你可能买不起200平方米的房子，但是你吃的食物住的"房子"面积却有200平方米哟。

总的来说，食物在小肠中的走行顺序是这样的——从左上腹走向右下腹。

有的人因为做手术切掉了部分小肠，剩下的小肠不够长，影响肠道功能，就会出现短肠综合征，也就是消化吸收不良。所以，各位读者一定要保护好小肠，它是非常重要的。

大肠

食物的营养物质被吸收得差不多之后，就会从小肠进入大肠。大肠的起始点位于右下腹。大肠的功能为吸收水分和少量的电解质。不能被大肠吸收的食物残渣、细菌、脱落的肠黏膜细胞等物质，会慢慢形成大便。

大肠位于腹部的四周，按照食物的走行顺序分为盲肠、升结肠、横结肠、降结肠、乙状结肠和直肠。如图，食物残渣等进入大肠后首先是往上走的，从盲肠、升结肠进入横结肠，然后从右往左，通过横结肠，再往下走，先后进入降结肠、乙状结肠和直肠，最后通过肛门排出体外。

你会发现食物在大肠里的走行顺序是非常奇怪的，居然

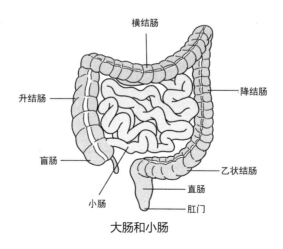

大肠和小肠

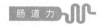

要先往上走，然后往下走，看上去像是一个倒U形的结构，简直是"太随意了"。

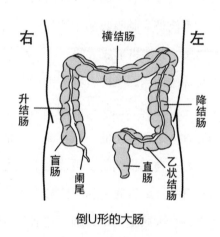

倒U形的大肠

综上，我们的肠道是弯弯曲曲的，盘在肚子里面，这种方式增加了消化道的面积，使食物和消化道接触的时间变长，营养物质能够更好地被吸收。

把肠管倒进腹腔，肠管会自行复位吗？

　　"医生给患者做完手术以后，把取出来的那些腹腔脏器放回腹腔，这些脏器就可以自行复位。"不少读者把这句话发给我，让我判断是不是对的。那我就要辟谣了，这句话说得不完全对。

　　腹腔里的脏器有一些是位置固定的，有一些是活动度比较大的。比如肝、胆、胰、脾就属于位置相对比较固定的脏器，它们的周围有一些韧带或者说条索样的结构，把它们固定在腹腔的某个位置。

　　就像我们的肝脏，它就固定在右上腹，不可以随便活动，如果它能随便地活动——试想一下，当你站起来的时候，它是不是就掉下来了？你向左翻个身，它就从右边跑到左边来了？这是不可以的，肝脏必须是在固定的位置。还有我们的胃和大肠，它们也是位置相对比较固定的。

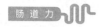

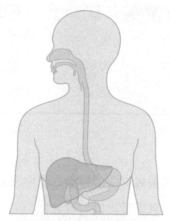

肝脏的位置是固定的

如果患者要做切胃的手术，就需要切断胃周的韧带，这样胃才可以游离出来，被提出腹腔，再切掉一部分。像这些固定的脏器，医生做完手术以后，还是要把它们放到原来的位置去，不可能往腹腔里随便一放就行。

相对来讲，小肠的活动度是比较大的。小肠一般在我们腹部的正中，大概有4～6米长。小肠有系膜组织连着，小肠的血管在肠系膜里面，系膜组织给小肠提供了血液。小肠系膜的形状就像一个扇形，肠管就在扇子的最外面走行，所以小肠的活动度是比较大的。

医生有时候不清楚病变在哪里，可能要做整个腹腔的探查，来找出病变，这就可能需要把整个小肠拉出来。而让小

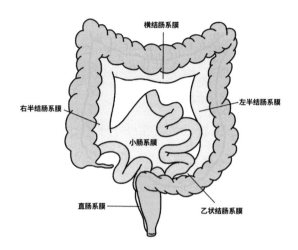

肠复位也非常简单，医生把小肠直接放回腹腔就可以，它会自己复位，但是医生要保证小肠的系膜没有出现扭转，不然有可能造成小肠扭转，肠管坏死。

小肠也是非常勤劳的器官，它通过蠕动把你吃的食物从小肠挤到大肠里。同时小肠有非常好的消化、吸收能力，营养物质大部分都在小肠内被吸收了，不能被吸收的水分、电解质及一些食物残渣就从小肠进入大肠，最后变成大便排出来。

当你饿了，肚子咕噜叫就是你的小肠在加速蠕动，你可以听到它蠕动的声音。

但小肠也有出错的时候。你听说过急性肠扭转吗？这种疾病好发于青少年，就是当他们吃饱饭以后，去做剧烈的运动，肠子动着动着就缠绕在一起了，肠系膜跟着扭转成一团，血管也被扭转、缠绕，进而出现血管闭塞，血流不通畅，肠子因缺血而坏死的问题。

急性的小肠扭转，是需要做手术治疗的。只要手术及时，在小肠坏死之前把缠绕的小肠复位，人就没事；如果小肠在手术前已经坏死，医生就会切掉坏死的小肠。

吃辣椒，为什么会肛门疼？

周五下了班，跟同事聚餐，吃火锅，然后唱歌，真开心！可第二天上厕所的时候，你却发现肛门会火辣辣地疼。为什么肛门可以感受到火辣辣的痛，却不能感受到酸、甜、苦、咸等味道？

众所周知，辣并不是味觉，而是痛觉！提到味道，我们常说"酸甜苦辣咸"，但其实只有酸、甜、苦、咸是味觉，辣并不是味觉，而是痛觉。真正的味觉是酸、甜、苦、咸、鲜，我们的舌头上有味觉感受器，可以感受并分辨出不同的味道。肛门上没有味觉感受器，不然你的肛门也能品尝出大便的味道。

辣椒里含有辣椒素，辣椒素与身体的受体分子结合以后，会产生疼痛和灼热的感觉。痛觉感受器分布于人体的很多器官上，舌头上有，胃肠道和肛门位置也有，所以吃辣后人会口腔疼，胃肠道疼，肛门也疼。

有的人吃辣的食物后还会腹泻，这是怎么回事？这是因为我们的身体想快速把辣的食物排出体外，就要加快胃肠道的蠕动速度，让食物在胃肠道里停留的时间减少，营养物质和水分不能被充分消化并吸收，最后大便中的水分含量增加，人就会出现腹泻的情况。

那么，为什么有的人怕吃辣，有的人不怕呢？

这是因为每个人的痛觉感受器敏感程度不一样，有的人很敏感，所以吃不了一点辣；有的人的痛觉感受器不敏感或者耐受能力强，所以不怕辣！

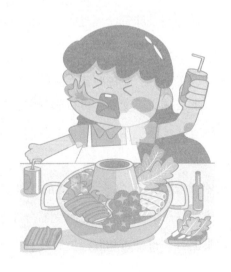

　　吃了很辣的食物，我们怎么解辣呢？辣椒素不溶于水，但是溶于油脂、酒精等有机溶剂。所以，我们在吃辣的食物之前，可以将辣的食物放入油碟中溶解掉一部分辣椒素；在吃过辣的食物之后，可以食用牛奶或冰淇淋等含有脂质的食物。

🔅 打嗝、胀气，怎么办？

经常打嗝，胀气，很难受，应该怎么办？经常胀气的朋友可以在家中常备一种药，那就是二甲硅油片，这种药可以改变气泡的表面张力，让引发胃肠道胀气的气泡破裂。这样的话，在胃肠道里停留的气体就可以排出体外了。这种药物比较安全，进入人体内并不会被人体吸收，也不会跟身体发生化学反应，而是以药物的原形排出体外。

那么，是不是所有的人都适合吃二甲硅油片呢？不是的。二甲硅油片适合那些长期胀气，又找不到明确原因的患者。比如你做了胃镜、肠镜、CT等检查，没有发现你的胃肠道里面有明显的病变，但你就是经常胀气、打嗝，胃肠道里面有很多的气体。这种情况的胀气让你很难受，你可以试一试二甲硅油片，能够迅速缓解症状。

但是这种药不适合胃肠道发生器质性病变引起的胀气。比如你肠道内长出了一个大息肉或者大肿瘤，把肠管堵住了，令气体排不出去。这种情况引发的胀气是不适合吃二甲硅油片的，需要做手术。

再比如你的肠道里有炎症，有大量的致病菌繁殖，产气细菌产生了大量气体，那你不仅仅会出现胀气的症状，还可能出现腹痛、腹泻、发热等症状，这个时候也不适合吃二甲硅油片，而应该进行抗细菌或者抗病毒治疗。

总而言之，如果你经常胀气，做了一堆检查也没有找到明确的病因，可以试一试二甲硅油片，同时生活中要少吃那些产气的食物，更不要喝碳酸饮料和酒水，还要适度地运动，促进胃肠道蠕动，减少气体在胃肠道停留的时间。

打嗝停不下来怎么办？

　　作为一名医生，我愈发觉得，永远要保持心态年轻，对知识要永远保有好奇心，因为在临床工作中，我会遇到很多患者，有的患者的病情跟书上写的完全不一样。保有好奇心，我才能够去发现问题，研究问题，最后解决问题。

　　美国急诊内科医生费斯米尔（Fesmire）发现了一种治疗打嗝的办法，他凭此获得了搞笑诺贝尔医学奖。打嗝，其实是很常见的现象，很多人都会打嗝，而且我们的打嗝基本都是轻微的，很快就自行缓解了。但是，你有没有见过那种顽固性的打嗝呢？

　　费斯米尔医生就碰到了一个非常棘手的案例，一个年轻的患者已经连续打嗝三天了，每分钟打嗝超过了30次，粗略算下来，他在三天之内打嗝接近13万次。临床中超过48小时的打嗝，就被称为顽固性呃逆——呃逆就是打嗝的医学说法。

　　一般来说，超过48小时的打嗝是由比较严重的问题引发的，比如心脑血管异常、神经损伤。费斯米尔医生在接诊患者之后，马上安排患者做了一系列的检查，想了解究竟是什么原因导致的打嗝。非常奇怪的是，检查结果显示一切正常，并没有异常。那么，最关键的问题就是怎样让患者停止打嗝。

这个病例充分激起了费斯米尔的好奇心。打嗝是因为膈肌上的膈神经受到了刺激，具体来讲就是在胸腔和腹腔之间有一个膈肌，把胸腔和腹腔隔开来，而膈肌是受膈神经支配的，在膈神经受到刺激之后，膈肌就会收缩，从而引起打嗝。当时的问题就是怎样让膈神经停下来，让它不要再刺激膈肌了。

膈神经在胸腔和腹腔之间，我们通过体表的触碰是没有办法安抚膈神经的，那怎么办呢？费斯米尔医生非常聪明，他选择了一个间接的办法。因为膈神经和迷走神经是相互关联的，所以他只要通过刺激迷走神经，让迷走神经兴奋，就有可能让膈神经停下来。

迷走神经在体表广泛分布，我们的颈部、舌头这些地方都有迷走神经，所以费斯米尔医生先从这些地方入手。比如用压舌板压住舌头，或者刺激颈动脉窦。但是这些方法都试了，年轻患者还是没有停下打嗝。在一筹莫展的时候，费斯米尔突然想到了人体的直肠里充满了迷走神经，如果他刺激直肠的迷走神经，也许会让膈神经停下来。

医生让年轻人脱了裤子趴着，然后他戴好手套，把手指伸进年轻人的直肠里，沿着直肠壁画圈圈，给直肠壁做按摩。奇迹发生了，短短30秒后，这场持续了三天的打嗝终于停止了，年轻人的打嗝治好了。

费斯米尔先生非常高兴地把他的研究结果发布在学术期刊上，后来还获得了"诺贝尔奖"，不过不是真正的诺贝尔奖，而是搞笑诺贝尔奖。大家不要小看搞笑诺贝尔奖，搞笑诺贝尔奖的评委有些是真正的诺贝尔奖获得者，这个奖的宗旨就是选出那些乍一看很好笑，之后令人深思的研究。

在颁奖现场，费斯米尔伸出了他的金手指，非常自豪，因为他的重大发现让一位持续三天打嗝的患者终于不再打嗝了，消除了患者的痛苦，解决了患者的实际问题，这一发现是很伟大的。如果你在一生当中能够获得一次搞笑诺贝尔奖，那也是非常值得骄傲的事情。

最后言归正传，回到咱们的医学科普上来。轻微的打嗝是不需要按摩直肠的，可以通过简单的办法，比如大口喝水、吃馒头、屏住呼吸，或者让别人吓你一下，这些办法都有可能让轻微的打嗝停下来。但是，如果打嗝超过了48小时还停不下来的话，你就需要去医院检查一下了，也许医生会对你使出按摩直肠这一招。

肚子为什么总是咕噜叫？怎么办？

肚子咕噜叫的声音，我们称为肠鸣音。在正常情况下，肠鸣音是不容易被听见的，但有时会出现尴尬的情况——在你饿了或者吃饱之后，肚子开始咕噜叫，有时候声音还挺响亮，周围的人都可以听见，这是怎么回事呢？

什么是肠鸣音？

我们的肠道是会蠕动的，就像蠕虫活动一样。通过肠道的蠕动，食物与消化液混合均匀，这有助于消化。同时，肠道蠕动可将肠道里面的食物从近处往远处运输，等食物被消化吸收之后，剩下的食物残渣和水分就会形成大便，被排出体外。

我们的肠道里不仅有吃进去的食物和喝进去的水，还有气体。这些气体主要是经口咽下的，以及食物在消化的过程

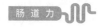

中产生的。在肠道蠕动的时候，肠道内的气体和液体随之流动，会产生一种断断续续的咕噜声，或者气过水声，我们称之为肠鸣音。

在正常情况下，肠鸣音是不容易被听见的，医生或者护士需要借助听诊器——将听诊器放在肚子上，才能够清楚地听见肠鸣音。正常的肠鸣音，每分钟的频率为4～5次，肠鸣音的频率、声响和音调变异很大，饭后比较频繁和明显，休息的时候比较稀疏而微弱。

肠鸣音活跃

如果胃肠道活动增强，肠鸣音每分钟超过10次，但是音调不是很高亢，我们称为肠鸣音活跃，这说明你的肠道活动很频繁。肠鸣音活跃，常见于急性胃肠炎、功能性消化不良、肠易激综合征，以及我们口服泻药或胃肠道大出血之后。

肠鸣音亢进

如果肠鸣音的频率增高，而且肠鸣音响亮、高亢，声音呈叮当声或者金属音，这种情况叫作肠鸣音亢进。常见于机械性肠梗阻，例如粘连性肠梗阻、肠癌导致的肠梗阻。这类患者的肠腔扩大，积气增多，肠壁因胀大而变薄，与亢进的肠鸣音可以产生共鸣，因此我们可以听到高亢的金属音。

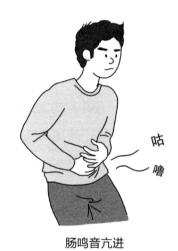

肠鸣音亢进

肚子咕噜叫，应该怎么办？

首先你要留意肚子咕噜叫发生的时间和频率，如果是在饥饿时或者饱餐后出现，持续的时间不长，不影响工作和生活，就是正常的，不需要特别处理。你只要做到三餐规律

进食，不要饥一顿、饱一顿，每餐只吃七分饱，不暴饮暴食
即可。

如果在吃了特定的食物后出现肠鸣音，你就需要尽可
能避免进食这些食物。例如，一次性摄入较多产气的食物，
人就有可能出现肠鸣音活跃、放屁次数增多的情况。产气的
食物包括牛奶、豆浆、碳酸饮料、洋葱、土豆、小麦、卷心
菜等。

如果肠鸣音亢进出现得频繁，与饮食没有直接的关系，
且很影响工作和生活，同时合并有其他的报警症状，例如腹
痛、腹泻、腹胀、便血、黑便、不明原因的体重下降、黏液
脓血便、发热等，患者就应当及早去医院看病。因为这些症
状有可能是肠道肿瘤引起的，患者应该尽早做肠镜等相关的
检查，明确病因。

肚子为什么会一直胀气？

　　腹胀或者胀气，指的是腹部有饱胀感，是比较模糊的概念，有的人觉得是胀气，或者早饱①，难以用文字精准地描述。这种不适的饱胀感，还可能伴有打嗝、嗳气、腹部鸣响。

　　腹胀是一个非常常见的症状，资料显示10%～30%的成年人受腹胀困扰。

引起腹胀的原因

　　引起腹胀的原因非常多，可大致分为以下这些方面。

　　1.胃肠道疾病。肠易激综合征、吞气症、胃轻瘫、胃

────────────

① 　所谓"早饱"，是指所吃的食物量少于正常进食量就产生"饱"的感觉，表明胃出了问题，具体一点就是"胃动力"出了问题。

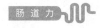

出口梗阻、幽门狭窄、功能性消化不良等，都有可能导致腹胀。

乳糜泻、慢性便秘、小肠细菌过度生长（又称"小肠污染综合征"）、小肠蠕动异常、小肠憩室、结肠传输异常等，也可能导致腹胀。

2.饮食相关的因素。乳糖或果糖不耐受患者摄入乳糖、果糖或其他不能吸收的糖类，摄入过量的高碳水化合物可导致腹胀。麸质过敏患者摄入麸质也可能会腹胀。摄入较多可产气的食物，例如卷心菜、洋葱、绿花椰菜、小麦和土豆等，也可以引起腹胀。

3.其他消化系统疾病（除了胃肠道疾病），例如慢性胆囊炎、胆囊结石、胰腺炎等疾病。

4.腹水（腹腔积液）引起的腹胀。引起腹水的疾病有很多，例如充血性心力衰竭、肝硬化、恶性肿瘤等。

5.由妊娠及肿瘤引起的腹胀。

6.月经期间的腹胀。

功能性腹胀的诊断标准

功能性腹胀是一种反复发作的腹部膨胀的主观症状。如果你做了很多检查，还是找不到腹胀的病因，你的腹胀就有可能是功能性腹胀。功能性腹胀不同于进食后出现的饱胀不适感，伴有或不伴有可测量的腹围增加，它不属于肠易激综合征等其他功能性肠病，或功能性消化不良等功能性胃十二指肠疾病的一部分。

功能性腹胀的罗马Ⅲ诊断标准如下：

1.3个月内每月至少有3天反复出现膨胀感或肉眼可见的腹部膨胀。

2.在诊断前症状出现至少6个月，近3个月满足以上标准。

3.没有足够的证据诊断功能性消化不良、肠易激综合征或其他功能性胃肠疾病。

腹胀的治疗

对于腹胀的治疗，首先要明确病因，如果是肿瘤、肝硬化、心衰（心力衰竭）、胃肠道梗阻导致的腹胀，患者就应该先治疗原发病。如果原发病得到了有效治疗，腹胀的症状一般也会得到缓解。对于病因不明的腹胀，或者功能性腹胀，患者可以从以下方面着手治疗。

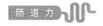

1.饮食方面

分次进食：每天三餐，中间加两次零食，宜少食多餐，避免睡前进食。

少吃难以消化的食物，如豆类、西兰花、卷心菜、花椰菜、抱子甘蓝。多吃易消化的食物，如米饭、生菜、香蕉、葡萄、酸奶。

避免过量进食，不要快速吃，要细嚼慢咽。

避免摄入含咖啡因的饮料，以及有气体的食品和饮料，如软饮和啤酒。

食用发酵乳制品，其中的益生菌可以缓解腹胀。

少吃添加多元醇（例如麦芽糖醇、山梨醇、木糖醇、异麦芽糖）的食物。

减少摄入动物脂肪高的食物和油炸食品。摄入适量的富含蛋白质的食物（动物肉类和乳制品），从而缓解腹胀。

将身体维持在一个健康的体重指数范围内，超重或肥胖时要考虑减肥，以达到理想的体重。

2.运动

适量的有氧运动，有助于胃肠道功能的恢复，促进排气、排便。

3.用药

含有二甲硅油和活性炭（药用活性炭）的非处方药常被用于缓解腹胀，但不是所有人都适合吃。肠道有益菌有可能改善腹胀和胀气的症状，例如乳酸杆菌和双歧杆菌。

鉴于大部分患者的腹胀都不涉及器质性病变，所以，腹胀患者可以先按照上述办法治疗。如果患者合并有报警症状，如腹泻、原因不明的体重减轻、腹痛、大便带血、贫血、食欲丧失、原因不明的发热、呕吐等，应该尽早就医。

医生会对患者做一些必要的检查，例如胃肠镜、腹部彩超、CT等，帮助诊断，指导治疗。

腹胀的发病率非常高，你如果有腹胀的症状，应先改变饮食习惯，尽量避免摄入产气的食物，坚持少食多餐，适当运动。大家如果经过上述保守治疗没有效果，或者出现报警症状，就应该尽早就医。

每天放屁不断，噗噗噗个不停歇，怎么回事？

每天不断地放屁，一直不停歇，噗噗噗地放个不停，这是怎么回事？是不是肿瘤的先兆？放屁的次数多对身体有没有什么危害呢？

屁主要源于我们咀嚼和吞咽食物时进入胃肠道的气体，以及食物残渣在肠道中被细菌分解产生的气体。在正常情况下，成年人每天的排屁量大约为400～1500毫升，每天大概要放13～21个屁。

当然，人有高矮胖瘦，每个人放屁的次数也是不一样的。如果你一直是放屁的次数比较多，那可能是很正常的事情；如果你突然间放屁的次数增多，就需要好好分析一下原因。常见的原因有以下几种。

吞入大量的气体

在我们嚼口香糖、边吃饭边讲话或吸烟的时候，空气随之进入胃肠道，这些气体也会引起腹胀、打嗝或者放屁的次数增加。

如果是这种情况，减少放屁的次数的方法就非常简单：不要总是嚼口香糖；吃饭的时候不要讲话，要细嚼慢咽；不要吸烟。

产气的食物吃太多了

有的食物不太容易被人体消化吸收，如高蛋白食物、高膳食纤维食物、高脂食物；或者本身就是容易产气的食物，例如啤酒、汽水（可乐、雪碧等），都容易产气。

膳食纤维不能被胃肠道完全消化吸收。膳食纤维进入肠道之后，特别是进入大肠之后，会被大肠里面的细菌分解，产生二氧化碳、氢气及硫化氢等气体。因此，高膳食纤维食物要适量食用，不宜多吃。

高蛋白食物、高脂食物如果吃得太多，超出了我们每日正常所需的量，会加重胃肠道的负担，也会导致放屁的次数增加。高蛋白食物包括肉类、奶类、蛋类。高脂食物主要包括动物内脏、肥肉、蛋类、坚果类，还有油炸食品等。

综上，如果是饮食因素导致放屁的次数太多，大家只需要调整饮食结构，均衡饮食，肉类、蔬菜、水果、米饭和面条等各种食物都吃，不要偏食、挑食。

消化吸收不良

小肠是消化吸收食物最主要的场所，如果小肠的消化吸收功能不好，食物就得不到完全消化，而没有完全被消化的食物就会进入大肠。大肠里有大量的细菌，会分解这些食物，产生大量的气体。

引起消化吸收不良的疾病有很多，例如慢性胰腺炎、功能性消化不良、慢性肝病、克罗恩病、短肠综合征、乳糜泻等。遇到消化吸收不良这种情况，我们就需要调节饮食结构，多吃一些好消化的食物，清淡饮食，少吃高脂食物。我们也可以去医院就诊，针对病因做特定的治疗，比如病因是胰腺分泌的消化酶不足，我们就可以补充一些消化酶，促进食物的消化和吸收。

还有一些朋友体内缺乏一些酶，例如缺乏乳糖酶，不能消化牛奶中的乳糖，即乳糖不能在小肠内被消化吸收，进入大肠内被细菌分解，就会产生气体，进而出现腹胀、腹泻、放屁的次数增多等情况。

肠道菌群失调

肠道中有大量的细菌，数量约为100万亿。肠道中的细菌种类繁多，可以分成1000多个不同的种类，这些细菌的功能不太一样，有好的细菌，也有坏的细菌。

如果肠道中的产气细菌增加，肠道内就可能会产生更多的气体，导致放屁量和次数增加。如果肠道菌群失调，患者就可以适当补充一些益生菌来改善。

肠道蠕动加快

我们的肠道是不断蠕动的，如果肠道蠕动的速度加快，肠道里面的气体就会更快地到达直肠和肛门，加速排出体外，表现就是放屁的次数会增加。

引起肠道蠕动加快的疾病有很多，例如急性胃肠炎、肠道慢性炎症、肠易激综合征、克罗恩病、溃疡性结肠炎、甲亢等，这些疾病对应的患者常伴有腹胀、腹泻的情况。患者需要先根治原发病，才能改善放屁的次数增加、放屁量多的情况。

急性胃肠炎一般是自限性疾病，大部分会自行缓解。克罗恩病和溃疡性结肠炎都需要接受正规的治疗。肠易激综合征患者需要非常注意饮食，如果在吃了某些食物之后会出现腹胀、腹泻等情况，一定要尽量避免食用这些食物，还要避免吃生冷食物，注意保暖，保持好心情，规律作息。患者如果发生腹泻，可以使用止泻药物，例如蒙脱石散、盐酸洛哌丁胺等。

以上这些就是放屁多的常见原因，大家可以根据自身的情况来判断一下自己的病因，然后选择相应的应对方式。

长期腹泻可能是一种少见病，不吃面食就能治愈

如果你经常腹泻，做了很多检查都没发现确切的病因，那你有可能是对麸质过敏，医学上把这种疾病叫作乳糜泻。这种疾病容易误诊，这类患者大约占慢性腹泻人群的10%。

乳糜泻是指人体对麸质过敏，摄入含有麸质的食物之后会发生一系列免疫炎症反应，免疫系统会攻击麸质蛋白，引发一系列症状，同时也会导致小肠黏膜受损，从而影响营养物质的消化吸收，让人出现腹泻、腹胀、营养不良等多种症状。简单来说，乳糜泻就是对麸质过敏。

麸质是存在于小麦、大麦、黑麦中的一种蛋白质，具有黏性、延展性和弹性，就是大家常说的"面筋"。换句话说，面粉中含有大量麸质，使得面团可以被随意地拉扯，揉捏成不同的形状。

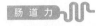

哪些人会得乳糜泻?

乳糜泻在全球的发病率大约为1%,患者存在基因异常,例如HLA DR3-DQ2/DR4-DQ8基因位点异常会导致患者先天对麸质过敏,所以乳糜泻一般有家族聚集现象。

乳糜泻的发病年龄多在10～40岁之间,典型的乳糜泻会出现这些症状:腹痛,腹泻,大便恶臭、呈油脂状、漂浮在水面上。患者还可能会长时间感觉腹胀或者太饱,食欲低下,体重减轻。

但乳糜泻患者的临床表现差异很大,甚至有三分之一的确诊患者在临床上是无症状的,这表明这些患者已经习惯处于健康受损的状态。

除了胃肠道表现,乳糜泻患者还可能有很多胃肠道之外的表现,例如:体重减轻;缺铁性贫血;骨骼脆弱,骨密度降低,骨软化症;1型糖尿病;自身免疫性甲状腺疾病,甲状腺功能减退;转氨酶升高;女性月经紊乱,不孕,反复自然流产;男性不育;疱疹样皮炎,皮肤多发强烈瘙痒的丘疹和水疱,呈簇分布;萎缩性舌炎,乳糜泻患者可出现口腔病变(红斑或萎缩)及舌部疼痛或烧灼感;癌症的发病风险增加,乳糜泻患者得淋巴瘤和胃肠道癌的风险升高;儿童生长发育缓慢，跟同龄的孩子相比，体形太小或体重太轻；青少年接近青春期，但是没有出现青春期应该有的变化（青春期延迟）；牙釉质缺损，牙齿呈棕色或黄色，且有凹点或凹槽。

如何诊断乳糜泻？

当患者出现前面提到的这些症状时，医生会怀疑患者得了乳糜泻，可能会建议患者做以下三个检查——尽可能在停止进食含麸质的食物之前接受检测。

1.血液检测

乳糜泻患者进食麸质以后会产生大量的抗体，通过抽血检测即可明确。抗体包括血清组织转谷氨酰胺酶IgA抗体、肌内膜IgA抗体、去酰胺基麦胶蛋白肽IgG等。

2.内镜检查

怀疑患者得了乳糜泻的话，医生会进行活检，在小肠（通常是十二指肠）多处取组织样品，在显微镜下对该组织进行观察，了解小肠是否受到了损害，例如肠黏膜萎缩、皱褶消失、明显的裂隙、结节样改变、扇贝样改变，以及黏膜下血管凸显。

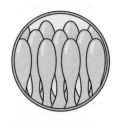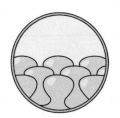

健康个体
正常的小肠绒毛

乳糜泻患者
萎缩的小肠绒毛

3.基因检测

HLA-DQ2/DQ8基因分型检测可以进一步诊断乳糜泻，尤其是在血液抗体检测和内镜检查结果不一致时，医生会建议你做基因检测，进一步明确诊断。

乳糜泻应该怎么治疗？

目前没有治疗乳糜泻的特效药，避免摄入麸质是最好的办法。确诊乳糜泻以后，患者应终身远离麸质。对乳糜泻患者来说，微量麸质也可能有害。以下食物，乳糜泻患者不能吃。

（1）所有用大麦、小麦和黑麦制成的食物，例如面包、比萨、包子、面条、饼干、饺子、馄饨、意大利面、油条、啤酒等。

（2）所有添加了大麦、小麦和黑麦的食物，例如添加了小麦的酱油、豆瓣酱、沙拉酱、黑醋等，以及用面粉勾芡的食物。

（3）所有被大麦、小麦和黑麦污染的食物，例如与小麦、大麦、黑麦共用一套加工生产线、烹饪厨具的食物。所以，没有标注不含麸质的燕麦片、糕点及其他加工食品等，乳糜泻患者都不能吃。购买食物的时候，大家一定要学会看产品成分表。

无麸质饮食的基本原则

应避免的谷物	小麦、黑麦、大麦（包括麦芽）
安全的无麸质蛋白	水稻、荞麦、玉米、小米、高粱
可做替代的无麸质淀粉	谷类：水稻、荞麦、玉米、小米、高粱 根茎类：土豆、豆薯、树薯 豆类：扁豆、四季豆、豌豆、花生、黄豆 坚果类：杏仁、核桃、板栗、榛子、腰果 种子类：葵花子、亚麻籽、南瓜子

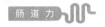

以下食物，乳糜泻患者可以放心吃：

（1）不含麸质的主食，如大米、小米、玉米、土豆、藜麦、荞麦、大豆、薏米、红薯等；

（2）所有的水果和蔬菜；

（3）所有的坚果；

（4）所有的肉类、蛋类、乳制品，但是乳糜泻患者刚开始接受无麸质饮食的时候，摄入乳制品也可能导致腹泻，需要等受损的小肠黏膜恢复了才能吃；

（5）标注有"不含麸质"的面粉、意大利面和其他产品；

（6）葡萄酒和蒸馏酒，例如朗姆酒、龙舌兰酒、伏特加酒和威士忌酒。

此外，乳糜泻患者还应定期到医院检测自己是否缺乏钙、铁、维生素、叶酸等营养成分。长期无麸质饮食，可能会导致患者体内缺乏叶酸、膳食纤维、B族维生素、甜菜碱等营养成分。患者可以在医生的指导下服用一些补剂。

乳糜泻患者可以外出就餐吗？乳糜泻患者想要外出就餐确实比较困难，因为饭店中的很多食物都含有麸质，或者被麸质污染了。在外出就餐时，乳糜泻患者务必告知餐馆自己不能吃含有或接触过麸质的食物。

乳糜泻患者预后怎么样？症状通常会在开始无麸质饮食两周内明显好转。对乳糜泻患者来说，主要是生活方式会有比较大的改变，即需要终身避免摄入麸质，其中最艰难的就是习惯全新的饮食结构，这需要患者和家人共同做出努力。

一喝牛奶就腹泻？很可能是由于乳糖不耐受

很多人一喝牛奶就腹泻，还可能会有腹痛、腹胀、放屁次数增多等症状，这种情况有可能是乳糖不耐受引起的。

牛奶、羊奶、奶酪、奶油等乳制品中的糖分主要为乳糖，而在正常情况下，我们的小肠中有足够的乳糖酶可以将乳糖这种双糖分解为葡萄糖和半乳糖这两种单糖，然后被身体吸收。如果你体内的乳糖酶不足或者缺乏活性，小肠就不能将所有的乳糖消化吸收，乳糖就会进入大肠。

大肠中的细菌会对乳糖进行分解，生成乙酸、丙酸等短链脂肪酸，以及氢气和甲烷等气体。短链脂肪酸可以促使肠道蠕动，导致腹痛、腹泻等不适症状，而肠道内的气体增加可以导致腹胀、恶心、放屁次数增多。

婴幼儿一般很少出现乳糖不耐受的情况，但随着年龄的增长，他们体内乳糖酶的活性或者数量降低，也会出现一系列乳糖不耐受的症状。

乳糖不耐受症按病因大致可以分为三种情况：

先天性乳糖酶缺乏

很罕见，由于基因异常，小肠内的乳糖酶先天没有活性，婴儿自出生起就会出现腹泻、呕吐、水样便等症状。

原发性乳糖酶缺乏

最常见的乳糖不耐受类型，由基因决定。随着年龄的增长，人体内乳糖酶的生成量逐渐减少，属于基因表达异常。大多数人会在学龄前出现乳糖酶水平降低，这一点在亚洲人和非洲人中表现明显。随着年龄的增长，肠道中的乳糖酶活性降低甚至消失。

继发性乳糖酶缺乏

肠道生病时，可导致肠黏膜损伤、肠道消化吸收不良，继发乳糖酶缺乏，这种情况一般是一过性的，会自行缓解。继发性乳糖酶缺乏可以继发于多种疾病发作或治疗过程中，例如肠道感染、小肠细菌过度生长、化疗、克罗恩病、食物过敏等。

进食乳制品数小时后，乳糖不耐受患者会出现以下表现：腹部疼痛（可能为绞痛），常出现在肚脐周围或下方；腹胀，感觉肚子里面充满了气体；腹泻，大量的水样泻，还可能有大量的泡沫；放屁次数变多；呕吐，常见于青少年。

如果你进食乳制品后会出现上述不适症状，且在停止进食乳制品之后症状得到缓解，你就要考虑是乳糖不耐受引起不适的，可以去医院检查，进一步诊断。最常用的检查手段为乳果糖氢呼气试验。

检查前需要患者喝含有乳糖的液体，然后每30分钟向特定的仪器内呼气，仪器会测量你呼出了多少氢气。乳糖不耐受患者呼出的氢气量比正常人的多很多。

乳糖不耐受如何治疗呢？

1.减少乳制品的摄入

乳糖不耐受患者并不是完全不能进食乳制品，因为大部分人体内还有活性的乳糖酶，可以少量多次地进食乳制品，例如每次喝100毫升牛奶，每6小时喝一次，如果没有出现不舒服，可以逐步增加喝牛奶的量，并缩短每次喝牛奶的时间间隔，让身体慢慢建立耐受。

还要注意，除了牛奶，乳制品还包括其他动物奶、奶油、冰淇淋等。很多食品中也会添加乳制品或者乳糖，大家购物的时候，注意查看商品的成分表。

2.不要空腹喝奶

大家可以随餐喝奶，这样可以延缓乳制品的消化吸收，也有可能缓解乳糖不耐受的症状。

3.选择不含乳糖的乳制品

舒化牛奶就是将乳糖分解了的牛奶，乳糖不耐受患者可以选择这种牛奶。酸奶、乳酪、黄油中的乳糖含量也较低，不能喝牛奶的朋友可以试试这些。

4.补充乳糖酶制剂

市面上有乳糖酶制剂售卖，大部分为细菌或酵母菌 β-半乳糖苷酶，我们可以在进食乳制品前补充乳糖酶。

5.补充钙和维生素D

乳制品中含有丰富的钙。乳糖不耐受患者如果完全不摄入乳制品，容易出现缺钙的问题，可多进食豆制品、绿叶蔬菜、坚果，以及鱼、虾等海产品。此外，乳糖不耐受患者还应定期检测体内的维生素D水平，如果缺乏维生素D，就需要补充维生素D或者钙剂。

希望大家不要因为乳糖不耐受就拒绝乳制品，因为乳制品中含有丰富的优质蛋白质、钙、维生素、脂肪酸等多种营养物质。《中国居民膳食指南（2022）》建议普通人每天摄入300克左右的乳制品。乳糖不耐受患者可以酌情减少一些，但不要完全不碰乳制品。

第二章
不可思议的大便

我们每天都要吃饭、排便，但你知道大便是怎么形成的吗？便秘又是怎么回事？如果你懂得观察大便，就会知道什么样的大便是正常的，什么样的大便提示疾病。

普通人如何观察大便，提前发现疾病？

　　读者朋友们，不要小看我们每天拉的屎，觉得它是排泄物，一无是处，其实"屎中乾坤大"。如果你懂得观察大便，就会知道什么样的大便是正常的，什么样的大便提示疾病。那么，要如何观察大便呢？各位读者可以从以下几个方面观察。

　　1.查看大便的性状，根据布里斯托大便分类法，可以将大便分成七型。如下面的表格所示，第四型大便是最标准、成形的、健康的软便，像成熟的香蕉。第五型大便是还算健康的。第一、二、三型大便就是有问题的，太干了，含水量少。第六型和第七型也是有问题的，含水量太多，不成形，明显是腹泻后的大便。

种类	示意图	性状
第一型		一颗颗硬球，坚果状
第二型		香肠状，但表面凹凸，干硬状
第三型		香肠状，但表面有裂痕，有褶皱
第四型		像成熟的香蕉一样，且表面很光滑
第五型		断边光滑的柔软块状
第六型		边缘粗糙的蓬松状，糊状大便
第七型		水状，无固体块（完全液体）

　　各位读者朋友上完厕所后，可以观察一下自己的大便是哪一型的。还有一些特殊形态的大便，比如霍乱患者的米泔水样大便；轮状病毒感染者的蛋花样大便；肠套叠或者阿米巴痢疾患者的果酱样大便……总之，不同形态的异常大便提示了不同的疾病。

　　2.看大便的颜色。正常成年人的大便是黄褐色的，这是因为我们的胆汁排到肠道里面后，胆汁中的胆色素把大便染色了。如果你的大便是别的颜色的，你可一定要小心了。这里不展开叙述，后面会着重讲述不同颜色的大便可能提示什

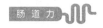

么疾病。

当然，大便的颜色发生了改变，你也先不要慌，首先要排除药物和饮食的因素。如果你拿不准，就去医院化验一下大便，如果大便常规的结果提示大便中有红细胞，那就是存在消化系统出血。此外，大便隐血试验的结果如果是阳性，也表明存在消化系统出血。

3.看大便镜检的结果。医生为了研究大便，会在显微镜下观察放大几百倍的大便，看大便有没有问题。具体是谁来做这个观察呢？是检验科的医生，我称他们为真正的"屎学家"。他们天天在显微镜下观察患者的大便，如果在显微镜下发现了以下这些东西，你的大便就是异常的。

（1）红细胞。正常的大便里是没有红细胞的，如果出现了红细胞，那肯定是消化道出血了。一般是下消化道出血，可能是肠癌、溃疡性结肠炎、痢疾等疾病引发的出血。上消化道出血后，血液中的红细胞在消化液的作用下被破坏了，此时医生用显微镜观察大便，已经看不到完整的红细胞了，因此就要让患者做大便的隐血试验了。关于这一点，我们后面会讲。

（2）白细胞。在正常的大便中，白细胞是很少的。如果镜检结果显示有较多的白细胞，则说明肠道里面有炎症。比如，细菌感染引起的腹泻，痢疾，细菌、病毒、寄生虫引起的肠炎等。

（3）脂肪颗粒。在正常情况下，我们吃进肚子里的脂肪是会被消化吸收的，大便的镜检中发现不了脂肪。但是你一次吃太多脂肪，或长期高脂肪饮食，超过人类肠道的消化吸收能力，或者你的消化吸收能力弱，或者你的胰腺分泌的胰液不足，疾病导致胆道堵塞、胆汁不足，都会影响脂肪的消化吸收，你的大便里面就会出现脂肪颗粒。

（4）寄生虫卵。在正常情况下，大便里面是没有寄生虫卵的，你的大便中如果出现了虫卵，例如钩虫卵、蛲虫卵、血吸虫卵等，就说明你的肠道里有寄生虫。

（5）菌群比例失调。我们的肠道里面是有细菌的，因此大便里也会有比较多的细菌，占主要优势的菌群是杆菌，像厌氧杆菌、大肠杆菌、变形杆菌等，还有少量的球菌、酵母菌等菌群。你如果长期使用抗生素或者免疫抑制剂，有可能会把一些有益菌杀死，导致你的肠道菌群失调，从而使一

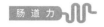

些对身体有危害的菌群大量繁殖，具体表现为杆
菌所占的比例下降，球菌所占的比例上升，这些
在显微镜下都是可以发现的。长期使用抗生素或
者免疫抑制剂甚至会继发真菌感染，因此医生在
显微镜底下观察大便，会看到很多真菌。

4.大便隐血试验结果。这是化验大便里很重要的一项检
查。当消化道里少量出血的时候，大便的颜色没有明显的变
化，人的肉眼可能看不出来，但是我们可以通过特定的科技
手段来检测大便中有没有血红蛋白的成分，从而了解有没有
发生消化道出血。

大便隐血试验检查非常灵敏，消化道的出血量仅2～5毫
升也可以检测出来。如果大便隐血试验的结果为阳性，患者
需要进一步检查，尤其是中老年人要排除有没有得肿瘤，有
可能还需要做胃镜或者肠镜检查。

提醒各位读者朋友，送检大便一定要及时，最好是在
采集大便样本后两个小时之内送检。如果中间耽误了太多时
间，大便中的红细胞、白细胞、细菌等就会被分解，到时候
就测不出来了，会影响检查结果。

在采集大便的时候，各位朋友注意不要让大便受到尿液

的污染，重点采集有问题的部位，比如看上去有点红，或者发黑，颜色看着不太正常的大便。实在拿不准的话，大家可以多个部位采集，这样的大便拿过去给医生检测才能得出比较准确的结果。

现在，大家估计对大便有比较详细的了解了，也可以成为一个小小的"屎学家"了，那么你也可以给你的家人、朋友们普及大便常规的知识了。希望有更多的朋友可以了解这样的常识。

不同颜色的大便各代表人患有什么疾病？

很多朋友都不知道，人的大便为什么是黄褐色的？又为什么会出现黑色的、红色的、绿色的大便？它们提示人患有什么疾病吗？其实大便之所以会变成不同的颜色，是因为它会受很多因素（胆汁、食物、疾病等）影响，主要跟胆红素有关。

胆红素

人体时时刻刻都在进行新陈代谢，会产生很多的代谢废物，其中有一项就是胆红素。胆红素的来源主要有3个方面：

（1）80%～85%的胆红素来自因衰老而崩解的红细胞。

（2）15%来自造血过程中没有成熟的红细胞残次品。

（3）少量来自被破坏分解的肌红蛋白、过氧化物酶、细胞色素等物质。

胆红素主要来自死亡后崩解的红细胞。我们的红细胞寿命只有120天，半衰期是60天，也就是说我们每60天要换掉一半的血。

胆红素影响大便的颜色

红细胞因衰老而产生的胆红素，叫作非结合胆红素或间接胆红素，不溶于水，可与血液中的蛋白结合。非结合胆红素，通过血液循环被送到肝脏，然后经肝脏代谢和加工，变成结合胆红素，结合胆红素可溶于水。

结合胆红素经肝脏分泌，进入胆管，会储存在胆囊中。在我们吃饭的时候，胆囊会排空里面的胆汁，胆汁里就有很多的胆红素。胆红素进入小肠之后，被细胞还原，变成粪胆原，与大便混在一起，随大便排出。

我们的大便颜色主要受胆红素影响，胆红素的颜色是棕黄色的，所以大便的颜色在正常情况下呈现黄褐色或者棕色。婴幼儿的大便大多是金黄色的，这是因为婴幼儿吃的都是母乳或者奶粉，没有添加辅食，不会受到食物中的色素影响。

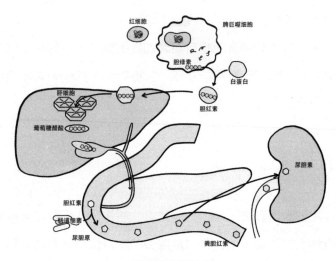

胆红素代谢过程

大便颜色的改变，可以提示疾病

我们的大便颜色受到很多因素的影响，并不都是黄褐色的。大便颜色的改变，可能提示我们得了某种疾病。

黑色的大便，往往提示上消化道出血。血液中的红细胞在胃肠道中被消化液破坏了，它里面的铁离子被释放出来，与肠道中的硫化物发生反应，生成硫化亚铁，从而使大便变成黑色的。当我们的上消化道出血达到50～75毫升的时候，大便就会呈现黑色，表面有光泽，像铺马路的柏油一样，叫作柏油样大便。当然，也有别的情况会导致大便呈黑色，后文会展开讲述，这里不赘述。

暗红色的大便，往往提示下消化道出血，而且出血量比较多、出血速度较快或者出血部位距离肛门较近，导致大便中的血液肉眼可见。这种暗红色的大便可能提示肠癌、肠息肉。如果是大便的表面有鲜血，那么出血的部位会更低，一般是肛门附近，可能是肛裂、痔疮引发的出血，血液没有跟大便混合在一起，只是在大便的表面。

陶土样的大便，或者灰白色的大便，是因为胆道被堵塞了，胆汁没有排到肠道中，所以大便的颜色变浅了。引起胆汁堵塞的原因有很多，比如胆总管的结石、胆管癌、胰腺癌等，是比较严重的情况。患者一定要及时去医院就诊。

此外，大便的颜色还受食物的影响。我们不能单凭看到红色的大便，就认定存在体内出血的情况，不能看到黑色的大便，就认为自己得癌症了，还要看这几天到底吃了什么东西。

比如，大便呈现绿色，有可能是由于绿色蔬菜吃太多了，因为绿色蔬菜含有大量叶绿素。如果你吃了很多猪血、鸭血等动物血制作的食物，大便也可能是黑色的，因为动物的血液里面含有大量的铁离子，而肠道无法全部吸收，最后

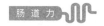

排出的大便就会变成黑色的。如果你吃了红心火龙果，大便可能就是红色的，因为火龙果中的色素是我们的身体没办法完全消化吸收的。

所以，根据大便的颜色，我们可以初步判断一些疾病。下面这张图可以帮助你判断。总而言之，在正常情况下大便是黄褐色的，如果大便呈现黑色、陶土样或者鲜红色等异样，你在排除了食物因素后，就要考虑疾病因素，要赶紧去医院看看。

黄褐色	黄色	绿色	黑色
正常大便就是黄褐色的（胆汁染色）。	油腻、恶臭的黄便，提示摄入的油脂过多。	食物通过大肠的速度过快，或摄入过多绿叶植物。	可能是由于上消化道出血（可能是溃疡、肿瘤引起的），或者食用了一些含铁的食物。

灰白色	暗红色	鲜红色	
可能提示胆道梗阻。患者需尽早到医院就诊。	可能是由于下消化道出血，且出血量比较多、出血速度较快或者出血部位距离肛门较近。	可能是由痔疮、肛裂、结直肠病变引起的。如果出现脓血便，患者就需要尽快到医院就诊。	

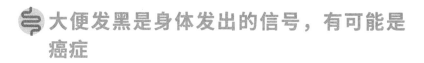

大便发黑是身体发出的信号，有可能是癌症

阅读了前文，我们已经知道成年人正常的大便是黄褐色的，因为深棕色的胆汁会从胆管进入肠管，而大便的染色主要受胆汁中的胆色素影响。大便发黑，往往提示上消化道出血，可能是由溃疡或肿瘤导致的。

但各位读者也不要过分惊慌，要知道大便发黑不一定都是因为身体出问题了，也有可能是饮食和药物因素引起的，所以大便发黑主要考虑两个方面。

1.饮食或者药物因素

一些特殊的食物可以导致大便发黑，例如桑葚、动物的血液（猪血、鸭血等）、动物的肝脏等。人吃了这些食物后大便发黑，是正常现象。

一些口服的药物，也可以导致大便发黑，例如补铁的药

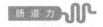

物、治疗幽门螺杆菌的铋剂、活性炭等。

2.胃肠道出血

血液中有大量的红细胞，红细胞里有血红蛋白，血红蛋白里含有铁离子。如果胃肠道出血，血红蛋白中的铁离子会在肠道内与硫化物结合形成硫化亚铁，最后排出的大便看起来就是黑色的。黑便表面如果附着了黏液而且发亮，似柏油一样，则称柏油样大便。

形成黑便要满足两个条件。

第一个，出血量不能太少，也不能太多。

如果出血量太少，胃肠道可以吸收血液中的铁离子，肉眼就分辨不出来大便发黑。一般来说，肠道内出血量超过50～75毫升，就会形成柏油样大便。

但出血量也不能太多，如果胃肠道出血速度快、出血量多，血液在消化道中停留的时间短，就会直接排出血便，而不是黑便。

第二个，血液在胃肠道内停留的时间要足够长。

如果出血速度快，或者出血的部位距离肛门比较近，血液来不及与消化液等发生化学反应，最后就会直接排出鲜血或者暗红色的血液，也就是排出血便。

所以，黑便往往提示上消化道出血，常见于胃出血、小肠出血、胆道出血，可能提示胃溃疡、食管胃底静脉曲张、胃癌、十二指肠溃疡、糜烂性胃炎等疾病。而大肠息肉或者结直肠癌如果引发的出血量较少，也可以导致大便发黑。

如果你发现大便发黑，首先要排除饮食和药物的影响，然后去医院化验一下大便，做一个大便隐血试验检查。如果大便隐血试验的结果是阳性，则说明消化道里面存在出血，你就需要进一步做胃肠镜检查，明确诊断。

所以，大便发黑可能不是小问题。各位读者朋友如果发现自己的大便发黑，应该尽早去医院检查，切不可掉以轻心。如果还伴有腹泻、腹胀、腹痛、体重下降、便秘、排便习惯改变、里急后重等症状，大家更要引起重视，这些症状有可能是胃肠道肿瘤引起的，大家更应该尽早就医。

🦠 天天排便，你知道大便是如何形成的吗？

我们每天都要吃饭、排便，但你知道大便是怎么形成的吗？便秘又是怎么回事？别着急，下面我们来详细讲讲这两方面的知识。

食物消化的全过程

我们的消化道首先从口腔开始，吃进去的食物通过食管很快进入胃部。食管实际上没有什么特别的作用，只是一个通道而已。

吃进去的食物到达胃部后，胃会对食物进行初步的消化。胃就像个搅拌机一样，把食物碾碎，同时胃会分泌强酸性的胃液及胃蛋白酶，将颗粒比较大的食物消化成细小的食糜。经过几个小时的消化，这些食糜进入小肠，营养物质的消化吸收主要是在小肠。跟食糜一同进入小肠里的还有胆囊分泌的胆汁，胰腺分泌的各种消化酶，这些可以将大分子的蛋白质、脂肪、碳水化合物分解成小分子物质，然后被小肠吸收。

如果你的小肠发生了病变，或者胰腺发生了病变，不能分泌足够的消化酶，就可能会影响食物的消化吸收。吸收不好，直观的影响就是你出现营养不良、消瘦等健康问题。

未被消化吸收的水分、电解质及食物残渣，会随着肠道的运动从小肠进入大肠。大肠的主要作用是吸收水分和电解质，小肠里的物质进入大肠时可能还是液体的状态，但随着水分被大肠不断吸收，慢慢就变成半固体，再变成固体的状态，也就是大便，储存在乙状结肠和直肠的上段。大便储存到一定量，就会触发直肠的压力感受器，让人有想要排便的感觉。

如果条件允许，大脑就会发号施令，启动排便的过程，这时你的肛门括约肌会松弛下来，腹部发力让肠道收缩，将大便挤到肛门外。

食物从被吃进去，最后变成大便排出来，整个过程大概需要30个小时。所以你排出的大便通常是昨天吃进去的食物形成的，当然这个过程所需的时间是因人而异的，有的人一天排便好几次，有的人三四天才排便一次。如果你想测试一下你的肠道运动到底是快还是慢，你可以吃些火龙果或者西瓜、甜瓜这类带籽的食物，那些籽不能被消化吸收，你可以看一看这类食物从被吃进去到被排出来大概需要多长时间。

如果是比较瘦的人，你可能会在左下腹摸到一个包块，长条形的、硬硬的，有时还能活动，这有可能就是乙状结肠，以及储存在乙状结肠里的大便。等你排便以后，左下腹的包块可能就消失了，你摸不到了。

为什么会便秘？

最常见的便秘是慢性功能性便秘，指的是胃肠道结构无异常，主要由胃肠道蠕动减弱及肠道运动不协调引起，表现为每周排便次数小于三次，伴有大便干结、像羊粪球一样，排便费力，有排便不尽感，需用手辅助排便等症状。那么，慢性功能性便秘一般是身体哪个部位出问题了呢？一般是大肠。首先，大肠的设计看上去就不那么合理，居然要先往上走，再横着走，然后向下走，这么绕，就不利于大便的运行。有些人的结肠比较长，比如乙状结肠偏长，在医学上叫乙状结肠冗长。乙状结肠冗长的人很容易便秘，因为大便在大肠里停留的时间过长，水分被吸收，大便变得过于干燥，不易排出。

　　有些人的结肠不爱运动，他的大便在肠道里不容易往前动，结果就是大便中的水分被吸收，大便变得过于干燥，不易排出，医学上叫慢传输型便秘。

　　有些人在有便意的时候，总忍着不去排便，结果也是大便在大肠里面停留的时间太长了，水分被吸收，大便变得干燥、坚硬，不易排出。所以大家不要憋大便，有便意就赶紧去厕所。

　　还有些人排便的感受器出现了问题，排便反射迟钝，会长时间没有便意，或者排便的出口出问题了，排便的肌肉收缩不协调或者无力，难以将大便排出体外。患者出现排便费

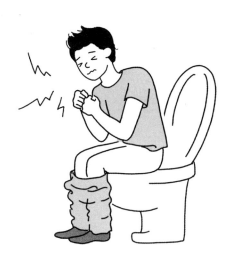

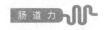

力、排便不尽感，这种情况叫作出口梗阻型便秘。

　　总而言之，功能性便秘大多是你的大肠出现问题导致的。

　　教大家一个缓解便秘的小妙方，那就是揉肚子，顺着结肠走行的方向来揉肚子，从右下腹开始往上，然后往左，最后往下。你可以试试每天饭后顺时针揉肚子，这可以促进你的大肠运动，有助于排便。

　　为了预防便秘，我们还要多喝水，多吃蔬菜、水果、粗粮等，这些食物富含膳食纤维。膳食纤维不能被肠道消化并吸收，但可以吸收水分，促进肠道蠕动，有助于排便。当然，如果是很严重的便秘，曾医生还是建议大家去看医生，查清楚便秘的原因，然后选择合适的治疗方式。

🐍 大便是什么味道的?

有读者"突发奇问":"大便尝起来是什么味道的?"那咱们就正经地来聊一聊!

我们的大便是由无法消化的食物残渣、细菌、水、电解质、胆汁等组成的。我们的味蕾可以尝出酸、甜、苦、咸、鲜这五种味道。基于这些,我们来详细分析一下,大便是什么味道的。

1. 大便是酸的

我们的肠道中有很多产酸的细菌,可以产生乳酸、乙酸、丙酸、丁酸等多种酸。尤其是蔬菜、水果吃得多的人,肠道细菌发酵膳食纤维,会产生更多的短链脂肪酸。

2. 大便是苦的

大便里含有胆汁,而胆汁是非常苦的,所以大便是苦的。

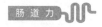

3.大便是咸的

大便中含有电解质，其中的钠离子是咸的，也就是说，大便是咸的。

4.大便不可能是甜的

大便中一般不含有葡萄糖、蔗糖等糖，因为我们的消化系统会将这些糖完全吸收，而且大便中含有非常苦的胆汁。所以，大便不可能是甜的。

5.大便还可能是辣的

辣不是味觉，而是痛觉。我们的消化系统不能消化辣椒素，所以，我们吃辣椒后不仅嘴巴痛，还可能肚子痛、肛门痛。如果你吃了辣椒，那大便里面也含有辣椒，自然就是辣的。

有时候，大便中还含有一些未完全消化的食物，你还能尝出食物的味道，例如金针菇、玉米粒、西瓜子等。总而言之，大便闻起来臭，吃起来是又酸、又苦，还有点咸，味道很不好。

好奇心爆棚的读者可以单纯因为好奇而了解一下，曾医生不建议大家去尝大便，而且如果患者有细菌性痢疾、甲肝等疾病，那么他的大便中还会含有大量的病原体，尝这样的大便会导致生病。

长时间不排便对身体有什么危害？

　　有很多朋友问我，找不到厕所或者临时有事不方便上厕所，憋住不排，憋住的大便去哪里了？真的会把人给憋死吗？

　　首先，大便在到达直肠，并累积一定量之后，就会触发直肠里面的感受器。直肠的感受器接收到信号之后，会把信号传递给我们的大脑："报告，报告，主人想上厕所啦。"

　　如果你正好没什么事，方便去上厕所的话，大脑就会发号施令让你去上厕所。你到厕所之后，你的盆底肌肉就会收缩，把直肠里的大便挤出去，同时你的肛门括约肌会松弛，让直肠里的大便排出。这就是一个完整的排便反射，你的大便就这样被排出去了。

　　假如你有很重要的事情，比如正在考试、面试，暂时不方便去上厕所，或者周围没有厕所，怎么办？此时大脑就会发号施令，抑制排便的冲动，命令肛门括约肌死死地守住肛门，把肛门闭合好。

与此同时，直肠里的大便会被你的肠道挤回去，挤到乙状结肠里去，在乙状结肠里面储存起来。

那么，这样做可能会带来哪些危害呢？

第一个，乙状结肠吸收大便里的水分，会让大便变得又干又硬，像一颗颗羊粪球那样，让你排便困难，也就是便秘。

第二个，如果你经常憋大便的话，直肠感受器可能就不敏感了。即使你的肠道里已经储存了相当多的大便，直肠感受器却没有感觉，它不给大脑发送需要排便的信号。这样就会形成一个恶性循环，最终导致你肠道里的大便越积越多，大便越来越干燥，排便越来越困难。

所以，请大家不要轻易憋大便，该上厕所的时候最好马上去上厕所，长期憋大便会导致便秘。

那么，人真的会被大便活活憋死吗？这个可能性是有的，但非常小。当一个人憋大便憋了很长时间以后，大便变得特别干燥，又累积得特别多，把直肠和乙状结肠堵塞了，完全排不出来，这种情况就叫粪便嵌塞（粪便嵌顿）。

粪便嵌塞会引起肠梗阻，粪便把肠管堵死了，患者不能放屁，也不能排便，用开塞露、甘油灌肠剂、肥皂水灌肠也没什么效果。我们每年都会碰到这样的患者，那么我们是怎么办的呢？

只能用手抠，医生戴好手套后将手指伸到直肠里面，把那些坚硬的粪球一个一个抠出来。如果不把那些坚硬的粪球抠出来的话，随着大便源源不断地产生，以及肠道里面不断产生气体，肠管就有可能被撑得越来越大，甚至突然破裂。这样的话，大便会漏到肚子里面，而大便里有非常多的细菌，可能会引起严重的感染中毒性休克，人就有生命危险了。

所以，当你突然六七天没有排便，憋得特别难受，在家里用了开塞露也不排便的时候，你要赶紧去医院就诊，有可能是得了肠梗阻。

很多同事戏称和曾医生一样做这种工作的医生为"掏粪男孩"，然而对于粪便嵌塞这种情况，最好的办法就是用手掏。希望大家可以了解这样的健康常识，尽量不要憋大便，一定要多吃蔬菜、水果，均衡饮食，保持大便通畅。工作再忙，大家也要多喝水。接收到大脑让你上厕所的信号时尽早去厕所，不要长时间憋着，否则就有可能把身体给憋坏了。

大肠排毒有最佳时段？排便有最佳时段？

有一位读者朋友问我："曾医生，网上说早上排便对身体最好，因为早上是大肠排毒的时间，这个说法对吗？"

他还列出了一个排毒时间表：

21:00～23:00是免疫系统排毒的时间；

23:00～凌晨1:00是肝脏排毒的时间；

3:00～5:00是肺排毒的时间；

5:00～7:00是大肠排毒的时间；

7:00～9:00是小肠大量吸收营养的时间。

作为一名胃肠外科医生，我要告诉大家这个说法是错误的，没有任何科学依据。

首先，排毒的概念不对。外源性的有毒有害物质，或者身体新陈代谢过程中产出的有害物质，例如乙醛、肌酐、尿酸等，一部分通过肝脏、白细胞等被解毒或者降解，然后排出体外；另外一部分直接通过尿液、大便、汗液等形式被排出体外。这些代谢过程每时每刻都在身体内进行着，并不存在特定的排毒时段。

接下来，我们再来说说排便的问题，排便有最佳时间吗？

在正常情况下，成年人每天排便一两次或每两天排便一次，便秘患者每周排便少于三次。大便的多少，与你吃进去哪些食物，食物是否容易消化吸收，吃了多少都有关系。假如你吃的是米饭、粥、鸡蛋、鱼、虾等容易消化吸收的食物，肠道会将这些食物的大部分消化吸收，形成的大便就会很少。所以，你可能会连着好几天不排便。

当你吃了较多蔬菜、水果等富含膳食纤维的食物后，你的肠道系统不能消化和吸收膳食纤维，就会产生较多的大便，你可能会一天排便好几次。所以，人在一天中的任何时刻排便都是没问题的，只要保持大便通畅，就说明消化系统没有问题。

为了防治便秘，最好每天定时排便

现代人生活的节奏越来越快，生活压力也越来越大，有时候忙到连喝水、上厕所的时间都没有，经常憋大便。久而

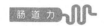

久之，我们的排便反射就不敏感了，会导致大便干燥，甚至便秘。

为了防治便秘，曾医生建议大家养成定时排便的习惯。每天固定时间排便，比如在早上起床后就先去厕所排便，大家也容易记住，不容易忘；或者吃完早饭再去，因为在起床后，我们的胃肠道也睡醒了，胃肠道加速蠕动，在你吃过早饭后，胃肠道内会出现胃结肠反射。

什么是胃结肠反射呢？这是人体进食后的一种正常反应。胃会把食物进入的信号传递给大脑，告诉大脑新的食物来了。大脑就会给肠道发号施令——要给新的食物腾地方啦，赶紧把储存在大肠里的大便排出去。于是大肠加速运动，把储存在乙状结肠和直肠里的大便往外推，这个反射就叫胃结肠反射。这也是为什么很多人吃完饭以后就迫不及待地要上厕所。便秘患者正好可以利用这个反射来帮助自己排便。

对于便秘患者，定时排便非常重要。不管有没有便意，都坐到马桶上去感受一下排便的感觉，全心全意地感受，利用规律的生理活动建立排便的条件反射。

综上，排便并没有最佳时段，保持大便通畅就可以了。为了防治便秘，建议大家养成定时排便的习惯。最后，祝大家排便通畅，不便秘，不腹泻，胃肠道健康。

大便容易粘马桶，冲不下去，怎么办？

有时排出的大便特别黏，会挂在马桶壁上，冲不下去，又臭又令人尴尬，这是怎么回事呢？是不是肠道出问题了？会不会是肠癌的表现？

大便容易粘马桶主要受大便含水量的影响，正常大便的含水量不能太高，也不能太低。大便大概分为七种类型（本书第75页），其中第一、二、三型的大便含水量低，大便质地偏硬，甚至像羊粪球一样，这样的大便一般是不会粘马桶的。第六、七型大便的含水量高，看起来非常松散，已经不成形了，这样的大便也没办法"挂壁"，不会粘马桶，只需水一冲就冲下去了。

只有第四、五型大便，含水量适中，软硬适中，有可能会粘马桶，尤其是第五型大便，不太容易冲下去。但是，正常大便常常是第四型或者第五型的，特别是第四型，是很多人梦寐以求的大便，不干也不稀，香蕉样的软便，排便的时候很顺畅，只需轻轻用力即可排出。

让大便成形的主要物质是膳食纤维，膳食纤维是一类不能被小肠消化并吸收的碳水化合物。当富含膳食纤维的食物进入消化系统之后，膳食纤维会随着消化道进入大肠，吸收水分，形成凝胶样的物质，混合未消化吸收的食物残渣、肠道细菌等，最终变成成形的大便。

如果你最近便秘了，可以增加膳食纤维的摄入量，从而增加大便的水分含量，让大便更加柔软，排便更加通畅。如果你最近腹泻的次数较多，也可以增加膳食纤维的摄入量，让大便更成形。

如果大便特别容易粘马桶，可能是因为膳食纤维摄入得过多。我们可适当少吃蔬菜、水果、粗粮、坚果等富含膳食纤维的食物，让大便硬一些。当然，富含膳食纤维的食物也不能吃得太少，否则就需警惕便秘发生了。中国营养协会推荐的成年人每天的膳食纤维摄入量为25～30克，我国大部分成年人都是摄入量不足，而不是摄入过量。按照《中国居民膳食指南（2022）》的要求，可保证膳食纤维摄入充足：每天摄入蔬菜300～500克，水果200～350克，谷物200～300克，薯类50～100克。

综合来看，我还是建议各位读者朋友适量吃富含膳食纤维的食物，同时多喝水！膳食纤维不仅可以促进排便，还可以使人产生饱腹感，从而避免暴饮暴食，避免肥胖。同时，膳食纤维还能延缓身体对糖分的吸收速度，有助于保持血糖平稳。部分膳食纤维还会成为肠道细菌的食物，这有助于调节肠道菌群，促进有益菌繁殖，让你的肠道更健康。摄入膳食纤维较多的人群，患肠癌的风险也更低。

如果你不爱吃蔬菜、水果，大便也粘马桶，这是怎么回事呢？那可能是你大鱼大肉吃太多了，食物中的蛋白质和脂肪没有被胃肠道完全消化吸收。没有被消化的油脂混进大便里，会让大便更黏稠。某些蛋白质的吸水性也很强，但一般情况下你吃进去的蛋白质大部分都会被消化吸收，不会进入

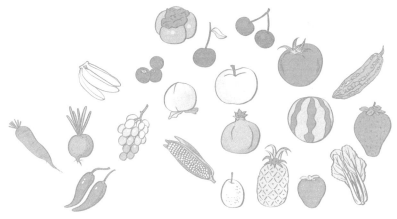

富含膳食纤维的蔬菜、水果

大肠。除非你一次吃了太多富含蛋白质的食物，胃肠道没办法完全消化吸收，未消化吸收的蛋白质就会进入大肠。这时排出的大便不仅粘马桶，还特别臭——肠道中的微生物会分解蛋白质，产生特殊的气味。对于这些朋友，曾医生建议少吃肉，减少蛋白质和脂肪的摄入。

　　一些疾病也会影响身体对脂肪和蛋白质的消化吸收，导致大便黏稠，例如急慢性肠道炎症、乳糜泻，以及胰液和胆汁分泌不足，等等。

　　总而言之，在大部分情况下，大便粘马桶与饮食有关，各位读者朋友调整一下饮食即可。如果同时出现了便血、消瘦、排便习惯改变、贫血等报警症状，请立即就医，排除肠道炎症、肿瘤等情况。

胃肠道消化这么快吗，刚吃完饭就想上厕所？

有读者问："曾医生，为什么我吃完饭就想上厕所，胃肠道的消化速度这么快吗？"

胃肠道的消化速度肯定没有那么快，食物进入人体内不可能马上就变成大便被排出来。

在正常情况下，食物从进入口腔，到变成大便储存在直肠上段，整个过程需要二三十个小时。如果你的胃肠道运动能力强，那时间会更短，但你刚吃进去的食物会在胃里面，不可能马上就变成大便被排出来。

那么，有读者可能会说："我刚吃完饭就想上厕所，真的想上厕所，而且真的会排出大便来，这是怎么回事？"

此时排出来的是之前储存在乙状结肠或者直肠上段的大便，而不是你刚吃进去的食物所形成的。这是因为你吃饭刺

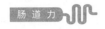

激了胃肠道，让你产生了便意，是胃结肠反射的影响。我们吃下去的食物会很快到达胃，胃给身体发出信号："主人又吃东西了，大肠赶紧给新吃的东西腾空间，把原来储存在乙状结肠或直肠中的大便排出去。"我们的乙状结肠和直肠接收信号以后，就开始加速蠕动，把之前存在乙状结肠或直肠的大便往下推，触发排便反射。如果条件允许，我们的大脑就会发号施令："赶紧上厕所。"所以，你发现了吗，我们人体的设计是非常精妙的。

当然，每个人胃结肠反射的强烈程度是不一样的，有的人特别敏感，吃完东西以后就得去排便，尤其是吃了一点辣的、凉的，刺激胃肠道的，身体就受不了，很快就要排便。这种就属于敏感的胃肠道。肠易激综合征患者就属于胃肠道对刺激很敏感的群体，他们有一点不舒服，胃肠道就会加速蠕动，引起腹痛、腹胀、腹泻。

倘若患者吃完饭就腹泻，曾医生建议日常饮食清淡一些，不吃辛辣刺激性食物，每餐不要吃太饱，只吃到六七分饱。

如果经常发生腹泻、腹痛等情况，患者就需要在医生的指导之下适当使用药物治疗，以缓解肠易激综合征的症状。

刚吃完饭就想排便，可能是肠易激综合征

在前文中，我们了解了胃结肠反射。一般来说，有的人胃结肠反射强，所以吃完饭以后立马就想去排便；有的人胃结肠反射没有那么强，就不会有这种情况。所以，吃完饭就想去排便是一种正常现象，除了让你有点不方便，对身体其实没什么危害！

除了正常的胃结肠反射，强烈的胃结肠反射等胃肠动力学异常和其他因素引发的肠易激综合征也会让人吃完饭就想去排便。从字面上就很好理解，患有这种疾病的患者肠道很敏感，容易受到刺激，稍微受到刺激就会表现出腹痛、腹胀、腹泻等情况。

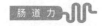

肠易激综合征的临床表现

1.慢性腹痛

疼痛以下腹，尤其是左下腹为主，常表现为绞痛，在放屁或者排便后好转，在情绪紧张、焦虑等时加重，在进食后也可能会加重。

2.排便习惯及大便性状改变

肠易激综合征常表现为腹泻，还可以表现为便秘，或者腹泻与便秘相交替。以腹泻为主的患者，排便可达每天3～5次，甚至数十次。大便常不成形，一般不带有血液。进食行为容易诱发排便，精神紧张、压力大等不良情绪也会诱发排便，例如有的人会在考试、面试等之前想要排便。多数患者伴有里急后重感，即患者急迫地想排便，感觉自己要憋不住了，但是排便之后又感觉自己没排干净，有排便不尽感。

便秘患者常表现为排便次数减少，每周排便次数小于3次，大便干燥，排便困难，大便可能带有黏液，也可能伴有里急后重感。

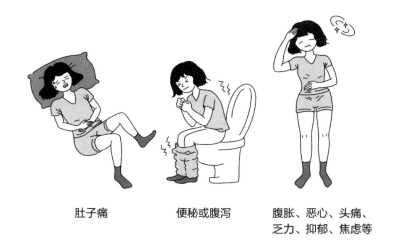

肚子痛　　　　便秘或腹泻　　　　腹胀、恶心、头痛、
　　　　　　　　　　　　　　　　　乏力、抑郁、焦虑等

3.其他症状

患者还常常会出现腹胀、打嗝、放屁次数增多，以及长期腹痛、腹胀、腹泻等症状，甚至出现精神问题，例如焦虑、抑郁等，还可以出现头痛、头晕、失眠等临床症状。

肠易激综合征分型

肠易激综合征可以分为以下四型，分别是：腹泻型，糊状或水样便占比大于25%，且硬或干球便占比小于25%；便秘型，糊状或水样便占比小于25%，且硬或干球便占比大于25%；混合型，糊状或水样便占比大于25%，且硬或干球便

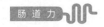

占比大于25%；未分类型，不符合上述三种分型的即归属于此型。

医生诊断患者是否得了肠易激综合征，会先排除其他器质性疾病，再看患者是否符合以下条件。

条件一，患者的症状为反复发作的腹痛，最近3个月内平均每周至少发作1日。

条件二，患者还伴有以下两种及以上的症状。

（1）腹痛与排便相关。

（2）伴有排便频率改变。

（3）伴有大便性状（外观）改变。

诊断肠易激综合征之前，上述症状至少出现6个月，同时最近3个月的症状完全符合以上标准。

得了肠易激综合征，患者应该怎么治疗？

1.注意饮食

避免高油、高脂食物，不要喝酒或咖啡，不要暴饮暴食，不要吃太饱，要细嚼慢咽。如果患者乳糖不耐受，就不要食用纯牛奶和其他乳制品，建议喝舒化奶或者酸奶。

如果患者对麸质过敏，就不要摄入小麦、黑麦等含有麸质的食物，尝试无麸质饮食。

腹胀患者，不要吃产气食物，例如可乐、豆类、洋葱、卷心菜等。

便秘患者，可以适当多吃富含膳食纤维的食物，例如蔬菜、水果、粗粮等，促进排便。

低FODMAP饮食，国内译为低发漫饮食，特别适合肠易激综合征患者。研究显示，这种饮食方案可以显著缓解肠易激综合征的症状，甚至比药物还有效。

FODMAP是英文单词的缩写：F，即fermentable（发酵的），肠道细菌可发酵这些食物中未被消化的碳水化合物，产生气体；O，即oligosaccharides（低聚糖/寡糖），主要是果聚糖（广泛存在于谷物中）和低聚半乳糖（广泛存在于豆类中）；D，即disaccharides（双糖），指乳糖（广泛存在于乳制品中）；M，即monosaccharides（单糖），指果糖（如苹果、蜂蜜）；A，即and（和）；P，即polyols（多元醇），例如山梨醇、甘露醇等（广泛存在于食品添加剂中）。

通俗来讲，某些食物富含可以被肠道细菌发酵的单糖、双糖、寡糖和多元醇等，这些成分不易被人体消化吸收，却容易被肠道内的产气细菌发酵，在肠道内产生较多气体，导致肠壁拉伸、膨胀。肠易激综合征患者的肠道过于敏感，这种拉伸和膨胀会引起疼痛等不适，导致腹痛、腹胀、便秘、腹泻、放屁、打嗝等症状。

常见的 FODMAP 食谱		
	高 FODMAP	低 FODMAP
谷物	大麦、小麦、黑麦及其制品等	稻米、燕麦、小米等
水果	苹果、梨、无花果、樱桃、石榴、荔枝、杧果、桃子、李子、柿子、西瓜、杏、枣等	蔓越莓、葡萄、柚子、猕猴桃、柠檬、青柠、柑橘类、橙子、木瓜、百香果、草莓等
蔬菜	蘑菇、芹菜、大蒜、洋葱、秋葵、芦笋、葱、豆类等	土豆、地瓜、西红柿、山药、黄瓜等
奶类	牛奶、山羊奶或绵羊奶、奶油、冰淇淋、酸奶、炼乳等	无乳糖牛奶、无乳糖酸奶、燕麦奶
其他		牛肉、羊肉、猪肉、鸡肉、虾类、贝壳、鸡蛋等

肠易激综合征患者，需要尝试低发漫饮食，一般分两个阶段尝试。

第一个阶段，严格地坚持低发漫饮食，坚持3～8周，大部分肠易激综合征患者的症状会缓解，甚至消失。

第二个阶段，在第一个阶段的基础上，加入高发漫食物，一次增加一种食物，并且坚持3～5天。如果你没什么不适，以后就可以吃这些食物；如果身体出现不适，以后要尽可能避免吃这些食物。

最后，制订出适合自己的食谱，并且长期坚持。

2.补充益生菌

研究显示，肠易激综合征患者存在肠道菌群失调的问题，而适当补充益生菌可以改善患者的症状。但是，补充哪种益生菌、用多大剂量、坚持几个疗程，目前还存在争议，缺乏定论。

3.药物治疗

腹泻严重的患者可以在医生的指导之下服用止泻药物，例如蒙脱石散、盐酸洛哌丁胺等。腹痛严重的患者可以口服解痉药物，例如匹维溴铵、奥替溴铵、曲美布汀等。便秘患者可以服用缓泻药物，例如聚乙二醇、利那洛肽等。患有焦虑、抑郁的患者，可以分别服用抗焦虑、抗抑郁的药物，心

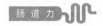

情好了，肠易激综合征的症状也会缓解。

4.保持好心情

情绪对胃肠道的影响很大，不良情绪可以导致腹痛、腹胀、腹泻等不适，而胃肠道不适也会反过来影响我们的心情。所以，对肠易激综合征患者来说，保持好心情，减少压力很重要。正如前面说的，有严重不良情绪的患者可服用药物缓解——及早去精神科就诊，接受医院的正规治疗。患者平时可以适度运动，作息规律，注意调节自己的心情。

腹泻的时候不要相信任何一个屁

你一定听过这句话，"憋尿能行千里，拉稀（腹泻）却寸步难行"。你有没有过这种经历：腹泻的时候憋不住，非常难受，人急得像热锅上的蚂蚁，非常尴尬，好不容易跑到了厕所门口，突然放了个屁，还拉了一裤子。看到这里的读者先别笑，这是很正常的现象。

接下来给大家讲讲憋尿和憋大便有什么不一样，为什么尿能憋住，腹泻时大便却憋不住？

首先，人体憋尿和憋大便的能力是不一样的。从生理学上来看就很好理解，尿道相对而言更细，直肠则比较粗。如果一个人想憋尿，肌肉一收缩，尿道就被夹紧了，于是就尿不出来，但是直肠那么粗，你想要控制住它，就需要更多的肌肉力量才行。

其次，人体的膀胱是可以扩张的，但直肠却不可以。当膀胱里储存了两三百毫升尿液的时候，人就会产生尿意，这时如果你不方便去厕所，那也没关系的，因为膀胱像一个气球一样，它可以再继续扩张，最多可以储存800～1000毫升尿液，可见我们憋尿的潜能是比较大的。

但我们的直肠就不行，当肠道里面有300毫升左右的大便时，人会产生便意，而直肠不能扩张得像膀胱一样大。当直肠里的大便越积越多时，你就会憋得受不了。这样一对比，直肠就显得很菜。

膀胱、尿道一旦病变，也会影响人憋尿的能力。在身体健康的情况下，我们的憋尿能力可以得到保证。但如果你有膀胱炎、尿道炎，你就会憋不住尿，还会出现尿频、尿急、尿痛甚至尿血等情况，因为尿道在病变后，局部有炎症的刺激，你憋尿的能力也会下降。

而腹泻通常是由胃肠道疾病引起的，在这种情况下想要憋住大便也是很难的。在正常情况下，大便是固体的、成形的，你也可以憋大便很长时间；但如果你是因为各种疾病导致腹泻，正常的大便变成稀便，你就憋不了很长时间。当你腹泻的时候，肠道里可能有细菌、病毒、寄生虫、毒素等有害物质，身体本能地想赶紧把这些有害物质排出去。

所以，在腹泻的时候，大便是憋不住的，因为我们的身体不想憋，只想把有害物质赶紧排出去。此外，你的屁这时

候也会来捣乱，本来你使劲在憋着，但突然间屁意袭来，你
的肛门括约肌说："就开一个小口，把这个屁放出去。"没
想到"噗"的一声，大便也跟着屁一起出来了。所以，腹泻
的时候千万不要相信任何一个屁。

想要提高自己憋大便的能力，我们应该怎么做呢？我
们要锻炼肛门括约肌，做提肛运动，收缩—放松—收缩—放
松。只有肛门括约肌更有力量，你控制肛门的时候才更有
力量。

但在最后，曾医生想提醒读者朋友最好不要憋大便、憋
尿，因为长时间憋大便、憋尿对身体是有危害的，可能导致
泌尿系统感染、便秘等一系列疾病。

七天未排便，最后在医院灌肠

一个人如果七天都没有排便，会出现什么情况呢？我来分享一个案例，是一位读者发给我的，她在"十一"假期期间出去玩，饮食、作息不太规律，导致她两天没有排便，在第三天的时候腹部非常不舒服。

她先求助了她的妹妹，某医学院在读的大学生。妹妹告诉她去买通便的胶囊吃，她吃了之后发现没有效果，腹部依旧不舒服。于是，她上网搜索，看到有人认为这种情况需要灌肠，这把她吓了一跳，一是因为恐惧，二是因为不相信网上的建议，最后她也没去医院。

到了第七天，她还是没有排便，身体也越来越不舒服，实在受不了才去医院挂了肛肠科门诊。肛肠科医生询问她为什么便秘七天了才来，并告诉她要通过灌肠来治疗。医生给她开了灌肠的单子，让她去住院处找护士灌肠。两个护士让她躺在床上，把裤子脱了，把屁股撅起来。接着，护士把一根粗管子插到她的直肠里，往管子里冲肥皂水进行灌肠。

　　肥皂水一灌进去，她就感觉管子戳到了大便，灌进去的水凉凉的。护士操作完告诉她要继续把屁股撅着，保持5分钟。5分钟之后，想要排便的感觉果然就汹涌袭来，她马上跑进了厕所，将累积了一周的大便一下子都排出来了。

　　这位读者跟我分享她的故事，想让我分享出来，告诉更多人便秘时该怎么办。

　　第一，你如果突然好几天没有排便的话，应该及时向医生求助。一开始也许只需一支开塞露、一支甘油灌肠剂就能解决问题，如果你拖的时间长，到便秘七八天时，情况变严重了，你可能就需要灌肠了。

　　第二，现在很多人习惯去网上搜索治疗方案，这是不靠谱的，因为网上发布的治疗方案不一定适合你的实际情况。有的治疗方案会夸大病情的严重程度，吓得你不敢去看医生，从而延误就诊。

　　第三，求助在读的医学生也不太靠谱，因为医学生学的都是最基础的理论知识，他们还没有丰富的临床经验，所以在面对临床疾病时，他们给出的治疗意见不一定准确。所以，在我读大学时，不少亲戚朋友来问我得了某某病该怎么办，我一律回答："不知道，如果你很不舒服的话，一定要

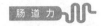

去医院。"他们起初还会摇摇头，觉得我没有给他们治疗建议是我太高傲了，实际上我是真的没有十足的把握，我也不敢乱说，万一说错了，后果可能事关人命。

看到这里的读者，可能跟案例中的女孩一样对灌肠有抗拒心理，其实灌肠通便的效果是非常好的，但大家千万不要自己在家里灌肠，因为操作过程中可能会造成损伤，操作不当的话甚至可能把肠子捅穿了。最后，曾医生还是建议便秘严重时去医院就诊，由经验丰富的护士帮你灌肠。

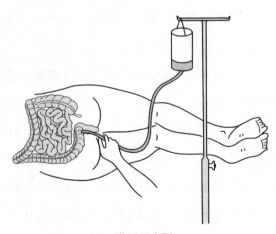

灌肠示意图

长时间没排便后，肠管被撑爆了

    我值班的时候曾抢救了一个结肠穿孔的患者，情况严重，一度危及生命，患者住进了重症监护室。接下来我就来聊一聊这个患者，希望给大家一些警示作用。

    患者是一个70多岁的男性，持续一周没有排便，伴有腹痛，且突然间腹痛加剧。他到医院时生命体征已经不平稳了，心率为每分钟140～150次，血压低到收缩压只有80毫米汞柱，舒张压只有50毫米汞柱，是很严重的低血压，同时血氧饱和度也在下降，呼吸非常快。整个腹部摸起来非常硬，都不能碰，一碰患者就非常疼。

    我们首先给患者做了CT检查，发现其腹腔里有大量气体和液体，怀疑病症是结肠穿孔。结肠穿孔之后，肠管里的大便就会漏到腹腔，引起严重的感染，因为大便里有非常多细菌。这种粪便性腹膜炎的死亡率是非常高的。我们马上给患者安排了急诊手术。

手术的过程非常惊险。手术室的麻醉医生给患者上了麻醉之后，患者的血压降得厉害，需要快速补液，用大量药物来使他的血压维持在正常范围内。手术也要尽快完成，因为长时间处于麻醉状态对患者的各个脏器都是一种考验。麻醉时间越长，患者越容易出现各种并发症，甚至有可能醒不过来。

我们打开患者的腹腔一看，发现情况跟我们术前想象的一样，腹腔内飘出一股非常刺鼻的臭味，还有大量粪水，超过了2000毫升，同时我们发现患者的升结肠有个穿孔，大便还在持续地从穿孔的部位漏到腹腔里来。

在横结肠处，我们摸到一个肿块，且高度怀疑这个肿块是肿瘤组织。可能就是这个肿块导致肠管变窄，令大便堵在了肠管这里，无法到达直肠，进而令患者出现腹部一按就疼的症状。肠管内不通畅，也会导致患者长时间不能放屁，不能排便。但是，在肠管被堵塞后，身体还在源源不断地产生大便，这些大便就会把梗阻近端的肠管撑大。当肠管里面积存了大量气体和大便时，肠管会被越撑越大，最后被撑破，撑出一个洞，此时大便就会顺着这个洞进入腹腔。大便里面的细菌大量侵入血液中，进而引起全身感染中毒性休克，这是非常危险的。

做手术时，医生会怎么做呢？医生会把腹腔里的大便全部冲洗出来。冲洗的工作量是非常大的，往往需要上万毫升的生理盐水。

而且这个患者已经70多岁，还有冠心病史，做过心脏支架，生命体征非常不平稳。我们为了尽早结束手术，降低手术风险，就暂时没切除肠道里的肿瘤，只是把破裂的肠管缝在肚皮上，做了一个造口，让大便直接从肚皮排出来，外面接一个装大便的袋子，大便就不必经过肿瘤引发梗阻的部位。这就相当于水管被堵住了，在被堵住的地方前面开一个口子，把堵住的水放出来。

如果患者能够顺利出院，他就要长时间佩戴造口袋，等情况稳定后，再看看有没有机会切除肿瘤，并把肠管接回去。因为早期的结直肠癌是没有任何症状的，等到像这位患者一样出现肠梗阻、腹痛的情况再来医院时，往往都是结直肠癌晚期，此时的治疗效果是非常不好的。

比如这位患者，他的肿瘤要长到把肠管完全堵住，至少需要两年的时间。而大部分结直肠癌都是由肠息肉发展过来的，从肠息肉发展到结直肠癌至少需要5～10年的时间，那么我们从肠息肉出现开始算时间，这位患者可能在10多年前肠管里就已经长出肠息肉了。在这么长的时间里，他只要做一次肠镜检查，就可以发现肠息肉或者早期的结直肠癌，可以及时进行切除手术，就不会出现今天这样的情况。

我一再强调，哪怕胃肠道没有任何症状，也没有胃肠道癌症家族史，我们也要从40岁开始做一次肠镜检查。如果肠镜检查没有发现问题，我们在5～10年之内都不需要再做肠镜了，所以肠镜检查的性价比是非常高的，是真的可以预防结直肠癌出现，可以救命的。

如果你觉得肠镜检查很痛苦、很麻烦，你可以选择每年化验一次大便，做大便隐血试验检查，或者做一次大便的DNA检测，这两个检查只需要你留一点大便，完全没有痛苦。如果检查没有发现问题，你就不必担心。

希望各位读者朋友不会像这个患者一样躺在ICU里命悬一线，尽管医生尽了100%的努力，但是他病情这么重，还是很危险。在ICU度过危险期后，患者才能转回普通病房，而且术后要加强营养，尽早下地活动，做好造口护理。患者如果出现发热、腹痛、造口不排气或不排便等情况，需要及时告诉医生、护士。希望大家一定要重视胃肠道方面的健康知识，肠穿孔是非常危险的情况。

拉不出来时，千万不要硬拉！

有位读者说自己总是便秘，拉不出大便时就硬拉，擦屁股时纸上都有血，肛周疼了好几天。后来肛周终于不疼了，但他洗澡的时候摸到肛门口有个小肉球，这是什么东西？这个肉球很可能是前哨痔。

从这位读者描述的临床表现及他拍给我的图片来看，他的这种情况很像是肛裂。在你排便的时候，如果大便又粗又硬，你着急地用力排便就会导致肛管的皮肤被撑开，并产生裂口，这就是肛裂。肛裂的典型症状是，患者在排便时肛周会非常疼，排完便一段时间之后肛周又会疼起来，还会伴有少量的便血。有些人因为排便时疼痛剧烈，甚至都不敢排便了。

肛裂反复发作可能会形成三联征，即肛乳头肥大、肛裂及前哨痔。前哨痔一般位于肛管裂口的远端，也叫作皮赘或者皮垂，因为长期用力大便，肛周皮肤被撑得松弛了，导致皮肤水肿、淋巴回流障碍等，所以肛门附近会形成这样一个外痔。在本质上，前哨痔就是一个外痔，因为肛周的皮肤被撑得松弛了，所以这个外痔是一个长条形的，很柔软的东西，就像很多朋友说的是一个小肉球，摸起来不疼，也不痒。

前哨痔是和肛裂一起出现的，像一个哨兵似的守在肛裂发生的破口处，所以又叫"哨兵痔"。单纯的哨兵痔是不需要治疗的，因为它对你不会产生什么影响。你用痔疮膏、痔疮栓也不可能让它完全消退，因为肛周皮肤已经被撑得松弛了。你可以不管哨兵痔，只需要把肛裂治好了。如果是很严重的肛裂，需要做手术的话，你可以让医生在做手术的时候顺便把哨兵痔切掉。

所以，读者朋友们平时一定要注意保持大便通畅，不便秘，不要长时间地蹲厕所，排便不畅也不要过于用力，去医院找医生开点促排便的药物，不然肛裂就会反复发生。

🐍 安全有效的促排便药物

便秘后排便不能过于用力，那确诊了慢性功能性便秘的话，我们吃什么药可以安全有效地排便呢？

有读者会问，什么是慢性功能性便秘？这种疾病的症状是排便困难，排便费劲，有排便不尽感，甚至要用手辅助排便，一周排便次数小于三次，且以上症状持续时间大于半年，还要排除一些器质性疾病或者药物引起的便秘，比如肠道息肉、肿瘤、严重的痔疮等。

对于慢性功能性便秘患者，什么药物可以帮助他们排便，而且既比较安全、刺激性小，又可以长期吃，甚至老人、孕妇、小孩都可以吃呢？目前国内外的治疗指南都推荐的有两种药物，且都是一类推荐的药物，可以作为慢性功能性便秘患者的首选药物，分别是聚乙二醇和乳果糖。这两种泻药都属于渗透性泻药，进入肠道后会让肠道形成高渗透性的环境，吸收水分，增加大便的体积，软化大便，同时促进肠道蠕动，以助于排便。

如果你做过肠镜检查，可能就喝过聚乙二醇，这是做肠镜之前用来清肠的泻药，很多医院都用这个药物。如果你是因便秘而要喝聚乙二醇，医生推荐的用药剂量会比你做肠镜之前喝的泻药剂量要小很多。聚乙二醇不会跟我们的胃肠道发生反应，所以哺乳期的妇女也可以用。当然，小孩和孕妇要用聚乙二醇的话，一定要先咨询医生。

乳果糖被我们吃下去以后，不会被胃和小肠消化掉，而是在大肠内被细菌分解成乙酸和乳酸。这两种物质可以降低肠道的酸碱值（pH值），刺激肠道蠕动。这些酸还可能会成为细菌的食物，调节肠道菌群，这对肠道健康是有益的。在治疗的剂量范围内，乳果糖不会对血糖造成明显的影响，所以糖尿病患者可以服用乳果糖，哺乳期的妇女、孕妇和小孩也可以服用。但是这些特殊人群在服用时一定要遵医嘱，不要过量服用。

乳果糖和聚乙二醇对人体来说虽然都是比较安全的，但是也有可能引发腹胀、腹痛等，只是对大部分人来说，副作用比较轻微，且会自行缓解。此外，长期口服泻药有可能导致人体内的电解质紊乱，特别是对一些老年人来说。

因此，如果你长期口服这两种泻药，就需要去医院定期化验血，看看身体里的钠、钾等电解质的含量有没有问题。如果你连续两三天吃这些泻药，还是没有排便反应，就一定要及时就医。

📖 上完厕所，如何科学、卫生地擦屁股？

擦了几年，甚至几十年屁股，你真的擦对了吗？其实很多人都没擦对。接下来，曾医生来教你科学又卫生地擦屁股。

屁股不容易擦干净

肛门周围的皮肤并不是光滑且平坦的，而是存在很多皱褶的，大便容易留存在这些皱褶里面。还有很多朋友有浓密的肛毛，大便和肠道的分泌物也容易附着在肛毛上面。如果屁股没有擦干净，残留在肛门的大便会污染内裤，导致肛周瘙痒、刺痛、潮湿等。

擦屁股的方向很重要

建议女性朋友从前往后擦屁股，因为女性肛门的前方有阴道口和尿道口，如果从后往前擦，容易将大便和微生物带到阴道口和尿道口，有可能导致阴道炎和尿道炎。男性朋友则不存在这样的问题，从前往后或者从后往前擦都可以。

建议按压或者旋转擦拭，左右手交替擦

由于肛门周围的皱褶多，如果你只从一个方向擦拭肛门，容易造成大便残留。建议大家在肛门周围以按压式手法擦拭，或者轻轻地左右旋转，这样擦会更干净。擦完以后，大家要看一下手纸，反复擦拭，直到手纸上面没有大便。

如果你的手不够灵活，长期使用一只手擦屁股，肛门周围就有可能存在卫生死角。所以，曾医生建议你两只手交替着擦屁股，这样就能全方位无死角地把屁股擦干净。

使用湿厕纸或者智能马桶

有朋友说大力出奇迹，每次都用力地擦屁股，都擦出血了，肯定能擦干净。曾医生劝各位读者朋友千万不要这么干，要知道肛周皮肤是很娇嫩的，用力擦拭会损伤肛周皮肤，导致皮肤破裂、瘙痒、出血。如果肛周皮肤出现破口，细菌就可能乘虚而入，导致局部感染。所以，各位擦屁股的时候一定要轻柔。

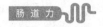

有条件的朋友，可以考虑使用湿厕纸或者带冲水和烘干功能的智能马桶。湿厕纸更亲肤，清洁能力更强，不需要用力就能擦得很干净。用湿厕纸擦完屁股后，建议晾干或者用普通纸巾再擦一下，保持肛周干燥。

带冲水和烘干功能的智能马桶，不仅可将肛门周围的大便冲干净、烘干，大多还能按摩肛周，促进肛周血液循环，对预防痔疮也有一定效果。

总而言之，屁股像脸一样，一定要擦得干干净净的，但是切忌过于用力。

第三章
烦人的痔疮

常言道，十人九痔。得痔疮是很普遍的事，得了痔疮不用慌张、害怕，绝大部分痔疮不需要手术治疗，只需保守治疗。

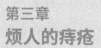

怀疑自己得了痔疮，要做肠镜检查吗？

怀疑自己得了痔疮，要如何确诊，需要做肠镜检查吗？接下来曾医生就来聊一聊这个话题。作为一名胃肠外科医生，痔疮是我们科会接触的最常见的疾病之一。痔疮是直肠末端的静脉曲张引发了静脉团淤血，如果在直肠里面，就是内痔；如果在肛门外面，就是外痔；同时有外痔和内痔，那就属于混合痔。

诊断痔疮，医生主要从以下几个方面来看。

第一，了解患者的病史。痔疮可见于各个年龄段的人群，但是好发于年轻人，而且常见于以下人群：长期便秘的人、久坐的人、孕妇、经产妇。一个中老年人如果突然发现"痔疮"，就要小心了，那可能不是痔疮，而是别的病变组织，要及时去医院检查。

第二，了解患者的临床表现。痔疮的主要症状为便血，多为鲜血，与大便不混合，严重的可以表现为喷血。症状常常在喝酒、吃辣后更加明显。

内痔可以从直肠中脱出，具体表现为在患者用力排便的时候有一个或者多个"肉球"从直肠中脱出来，排便后可以自行缩回去。但痔疮严重的患者，肉球不能自行缩回去，需要患者用手塞回去；肉球可能长期缩不回去，一直在肛门外面。

痔疮的症状还有肛周疼痛，常见于血栓性外痔患者，肛周局部形成血栓，可导致剧烈的疼痛；也见于内痔嵌顿患者，内痔脱出之后，卡在肛门口，无法回纳，导致血流不畅，可出现剧烈的疼痛。单纯的外痔，还可以表现为肛门外面有一个或者几个小肉球，人可能没有什么不舒服，但是很不美观。痔疮患者还可能出现肛周瘙痒、有异物感、潮湿等不适感。

第三，鉴别诊断。痔疮的主要症状为便血，直肠癌的症状也为便血，所以，医生需要对痔疮与直肠癌进行区别，通过了解患者的病史和临床表现，大致判断患者是得了痔疮还是直肠癌。

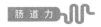

要点	直肠癌	痔疮
便血	属于"主动"出血，陈旧性出血；血液的颜色多为暗红色或果酱色；大便常混有血液、黏液和脓液。	属于"被动"出血；血液的颜色为鲜红色，无黏液；血液随大便排出时滴下来，或附着在大便上形成清晰的一条线，与粪便不混合，便后的擦手纸上会有血。
排便习惯	排便习惯明显改变。排便次数明显增加，有排便不尽感，止泻药的效果变差，也可出现便秘与腹泻交替进行。	排便习惯的变化不大。时常便秘，排便时感觉肛门有异物，胀痛。
直肠指检	检查时可能触及肠管内的硬块，或边缘隆起、中央凹陷的溃疡，也可能合并肠腔狭窄。检查后的指套上有血液、黏液和脓液。	检查时触及肛门内部有一些凸起的颗粒，是软的。
年龄	多发于中老年人，尤其老年人，但30岁以下的人群也占10%～20%。	可发于任何年龄段的人群，在青年人、孕妇中常见。

　　为了准确诊断，医生可以做一些检查，最主要的检查是肛诊。

　　第一，看。看肛门周围有没有外痔，有没有内痔脱出。患者可以采取蹲位，做用力排便的动作，看看有没有内痔脱出来。

　　痔疮不发作的话，不一定有内痔脱出来，所以患者要注意留下证据，在痔疮发作或者便血的时候拍下照片，把照片拿给医生看，这也有助于诊断。

　　第二，摸。如果是痔疮，医生戴上手套将食指伸到直肠里面进行直肠指诊，可以触摸到比较柔软的痔团，但如果痔疮不是很严重，医生也有可能摸不出来。

　　如果是直肠癌，医生可以触摸到质地较硬的肿物，手指退出来之后，手套上面可能有血。在我国，大部分直肠癌组织距离肛门较近，直肠指诊能发现80%左右的直肠癌。

　　第三，再看。借助上面这些信息，医生基本上可以判断患者得的是痔疮还是直肠癌，但医生一般还会给患者做一个肛门镜检查，进一步确诊，避免漏诊。

　　医生将肛门镜从肛门口放入直肠，把肛门撑开，可以直接观察痔疮的部位、严重程度，也可以观察到直肠癌组织。

　　一般来说，诊断痔疮不需要做肠镜检查，但是有少部分人同时得了痔疮和直肠癌，而且是高位的直肠癌，距离肛门较远，医生进行直肠指诊的时候手指头够不着直肠癌组织，也会造成漏诊。这时候就需要做肠镜检查，才能避免漏诊。

所以，如果你出现"痔疮"总是发作，便血越来越严重，伴有黏液便、血便、腹泻、便秘等症状，一定要重视，可以考虑做一个肠镜检查，排除肿瘤。

得了痔疮怎么办？医生教你轻松搞定

常言道，十人九痔。得痔疮是很普遍的事，得了痔疮不用慌张、害怕，绝大部分痔疮不需要手术治疗，只需保守治疗。患者如果得了痔疮，医生首先要判断患者得的是外痔、内痔，还是混合痔，之后再判断痔疮的严重程度。

痔疮的分类

外痔主要表现为肛门外有一个或者多个小肉球，肉球平时不会引发任何症状，只是一块多出来的皮肤组织。外痔发作的时候会伴有肛周肿胀、疼痛、瘙痒，外痔水肿甚至破溃出血。

内痔通常分为四级。

一度内痔主要表现为便血，只不过出血量很少。患者排便后会发现擦手纸上有点血，或者大便的表面有一点血，也有少部分患者在排便的时候会喷血。

二度内痔便血的情况可能会比一度内痔的稍微轻一些。二度内痔主要表现为患者排便的时候有一个或者多个肉球从直肠里脱到了肛门外面，但肉球可以自行慢慢地回去。

三度内痔就严重了，在患者每次上厕所时，其内痔的肉球都会从直肠里脱出来，却不会自行回去，需要患者用手把肉球推回去。

四度内痔表现为，内痔的肉球不仅在患者每次上厕所时会从直肠里脱出来，还可能在患者平时走路的时候脱出来，而且在患者用手把肉球推回去后，只是身体动一动，肉球又会脱出来，或者肉球根本就推不回去了。内痔的肉球长时间在肛门外面，有可能会出现破溃、感染、疼痛等症状。有时，内痔的肉球卡在肛门外面回不去，脱出的肉球充血越来越严重，越来越大，患者碰一下就非常疼，走路都走不了，寸步难行。这种情况就叫内痔嵌顿。

痔疮的治疗

绝大部分的外痔，一度和二度的内痔，以及混合痔，都可以选择保守治疗，不需要做手术。但三度、四度的内痔，或者已经很严重的外痔，经常引发大量出血，甚至令患者出现贫血、失血性休克、肛周血栓等情况，影响患者的日常工作和生活，且保守治疗的效果不好时，患者就应该考虑手术治疗。

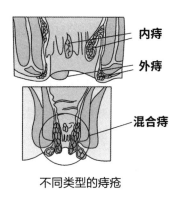

不同类型的痔疮

曾医生先来讲保守治疗，很简单，患者在家自己就可以完成治疗。

第一，注意饮食结构。不要吃辛辣刺激性食物，不要喝酒，要清淡饮食，多喝水，多吃蔬菜、水果等富含膳食纤维的食物，以保持大便通畅，不便秘。火龙果、西梅、猕猴桃等都是通便效果好的水果。

还要注意饮食的卫生，避免出现急性胃肠炎。如果长期饮食不卫生引发腹泻，一天要去厕所好几次，长时间蹲在厕所里，也会诱发痔疮。大家上厕所的时候尽量在3分钟之内"解决战斗"，不超过5分钟，不要在上厕所的时候玩手机、看报纸、打游戏，要专心排便。

第二，温水坐浴。痔疮患者可以准备一个专门坐浴的盆，倒入温水，温度在40摄氏度左右，不烫屁股就行。水里不用加任何药物，只需要把屁股浸入温水里，让你的痔疮浸泡在温水里。温水可以促进血液循环，进而促进痔疮的血液回流，让痔疮消肿。温水还可以让你的肛门括约肌得到放松，缓解肌肉痉挛，以减轻疼痛。温水坐浴是保守治疗痔疮非常好的办法，建议患者每天坐浴2～3次，每次10分钟左右，特别是在上完厕所以后马上坐浴，效果会更好。

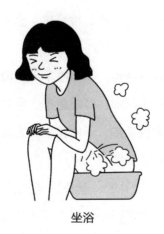

坐浴

第三，药物治疗。在痔疮发作的时候，患者可以外用痔疮膏或者痔疮栓。痔疮膏需涂抹在肛门外的痔疮上面，适用于外痔或者混合痔。痔疮栓需要塞入直肠中，适合治疗内痔。痔疮膏或者痔疮栓有止疼、消炎、消肿的效果，有很多品牌，效果都差不多，患者选择一种即可。患者还可以口服药物，例如柑橘黄酮片、地奥司明片、草木犀流浸液片，通过促进血液循环，改善痔疮引发的疼痛、肿胀、瘙痒等症状。口服药物和外用药物搭配使用，效果更好。

在涂抹痔疮膏的时候，患者需要戴好手套，把痔疮膏涂在痔疮上面，并用手指轻轻按摩，一边按摩，一边轻轻地把内痔往里推，直到推回到直肠里面。

以上就是痔疮的保守治疗方法。如果患者能严格按照上述方法来做，大部分痔疮都不需要做手术，就可以缓解症状。患者平时则需尽可能保持健康的生活饮食习惯，清淡饮食，避免久坐、久蹲，保持大便通畅，肛周洁净，以避免痔疮再次发作。如果保守治疗之后效果不好，或者痔疮特别严重，那么患者应该及时就医，考虑做手术。

各位读者朋友请记住，痔疮的治疗有三大原则：

第一，没有症状的痔疮并不需要治疗。

第二，有症状的痔疮，治疗的目的主要是减轻症状，或者让症状消失，而不是根治痔疮。

　　第三，痔疮的治疗以保守治疗为主，只有当保守治疗的效果不好，患者的痔疮症状非常严重的时候，才需要考虑手术。如果生活、饮食习惯不改变的话，即使患者做了手术，痔疮也可能会很快就复发。

痔疮不可怕，不要轻易做手术

　　各位读者朋友有没有想过一个问题，为什么其他动物得痔疮的少，人类却这么容易得痔疮？原因主要有5个。

　　1.我们人类是直立行走的，人类站起来之后，心脏与地面的距离变大，下半身的血液想要回流进入心脏，就要克服更多的地心引力，就可能导致下半身的血液回流不畅。而痔疮就跟下肢静脉曲张一样，如果一个人长时间站立、坐着或者久蹲的话，就可能会诱发痔疮。这是人类容易得痔疮的解剖学原因。

　　2.对现代人来说，手机太好玩了，大家上厕所时一边蹲坑，一边玩手机，一待就是老半天，长期蹲坐的话，肛门周围的血液循环不通畅，也容易诱发痔疮。

　　3.饮食不规律，蔬菜、水果、粗粮等吃得少，水喝得少，导致便秘，再加上长期用力排便也会诱发并加重痔疮。

　　4.喜欢吃些辛辣刺激性的食物，也会诱发并加重痔疮。

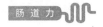

5.女性在怀孕的时候，子宫增大会压迫盆腔，也会导致肛门周围的血液回流不通畅，进而诱发痔疮。

所以，你会发现，患者继续不健康的生活饮食习惯的话，即使做手术治疗痔疮，痔疮也很有可能会复发。但患者养成健康的生活习惯，不久坐，不久站，不久蹲，清淡饮食，多吃蔬菜、水果，多喝水，以保持大便通畅，绝大部分的痔疮都会好转，并不需要做手术。

痔疮会癌变吗?

很多人都有这样的疑问:痔疮不做手术切掉的话,会不会发展成癌?接下来曾医生来详细讲一讲这个问题。先说结论:痔疮是良性疾病,不会癌变。所以,大家可以放心。

痔疮与直肠癌的症状相似,都可以表现为便血。有时候患者会把直肠癌的症状误以为是痔疮的,从而耽误了治疗时机。还有一些朋友,先是得了痔疮,过一段时间又得了直肠癌,同时得了两种疾病,那么我们应该如何区分痔疮和直肠癌呢?

1.发病人群的年龄不同

全年龄段的人群都可能得痔疮,但是痔疮好发于年轻人,而直肠癌好发于50岁以上的中老年人。然而,近年来直肠癌的发病人群也逐渐年轻化,二三十岁得直肠癌的人并不少见。所以我们不能单纯靠年龄来区分痔疮和直肠癌。

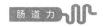

2.便血的表现不一样

痔疮和直肠癌都主要表现为便血，但是两者有细节上的区别。痔疮常表现为红色的鲜血便，排便时滴血或者喷血，血一般不与大便混合，出现在大便的表面，或者手纸上。而直肠癌由于肿瘤破溃、糜烂出血，血液在肠道内停留的时间较长，会表现为暗红色，与大便常混合在一起，还可伴有黏液、脓液。

3.其他伴随症状不一样

痔疮可能伴有内痔脱出，痔疮水肿，肛周形成血栓、疼痛、瘙痒等；而直肠癌可能伴随排便习惯的改变，表现为便秘或者腹泻，或者二者相交替，还可能出现排便困难、大便变细、肠梗阻、贫血、体重下降等症状。

4.直肠指诊的结果不同

大部分的直肠癌属于中低位直肠癌，癌组织距离肛门较近，此时医生通过直肠指诊，将手指伸到直肠里面，可以帮助区分直肠癌和痔疮。对于直肠癌患者，医生在检查过程中一般会摸到质硬的肿块，难以推动，指套上常可见血液；对于痔疮患者，医生通过直肠指诊可以摸到柔软的肉球，指套上一般不会有血液。

5.辅助检查

典型的痔疮和直肠癌是容易区分的。为了避免漏诊，确定患者到底是得了痔疮还是得了直肠癌，或者是由其他因素导致的便血，医生会推荐患者做肠镜检查，通过肠镜观察整个大肠，明确肠道内有无息肉、炎症、肿瘤等病变，以及是否有痔疮。

总而言之，痔疮不会癌变，但要警惕误把直肠癌当痔疮，耽误了治疗。大家如果出现便血、排便习惯改变、排便疼痛等不适，请尽早就医，检查确认。

🐍 上厕所的时候，是蹲便好，还是坐便好？

你上厕所的时候，是更习惯蹲便，还是坐便呢？这两者有哪些区别？

排便所需的时间不同

我们的直肠并不是直的，而且从侧面看，直肠有一个向前的角度，叫作肛门直肠角。肛门直肠角的大小与你的姿势有关：当你坐着的时候，肛门直肠角大约是80～90度；当

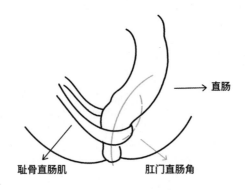

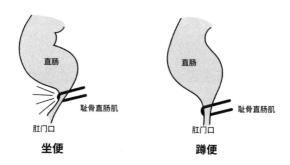

你蹲着的时候，肛门直肠角大约是100～110度。肛门直肠角越大，直肠越"直"，排便越顺畅，大便越容易排出。而且你在蹲着的时候，腹腔压力增加，能使上劲，更有利于大便排出。

所以，从排便的角度来讲，蹲着比坐着排便更顺畅，尤其是饱受便秘困扰的朋友可以试试蹲便。由于排便更快、更顺畅，直肠和肛门受到的压力也会变小，痔疮和肛裂等肛周疾病的发病风险也会降低。

排便难度不同

尽管蹲便有助于排便，但是蹲便的难度大。有些人腿脚不便，蹲下去有难度，稍微蹲一会儿就腿、脚发麻，下肢疼，甚至会摔倒。长时间蹲着还会导致下肢血液回流不畅，再站起来的时候可能会因脑供血不足而眼前一黑，甚至晕倒。所以，蹲便难度大，膝关节和下肢都要承受很大的压力，不适合年老体弱的人。

因此，曾医生建议大家这样做：坐在马桶上的时候，给双脚下面垫一个15～20厘米高的小凳子，同时上半身往前靠，模拟蹲便。这样可以增加腹腔的压力，有助于排便，大家可以回家试试。另外，曾医生建议大家在排便的时候专心些，不要玩手机、玩游戏、看书，专心排便，尽可能在5分钟之内解决。平时要多喝水，多吃蔬菜、水果、粗粮、菌菇等富含膳食纤维的食物，多运动，养成定时排便的好习惯，这样就能保持大便通畅，远离痔疮、肛裂等疾病。

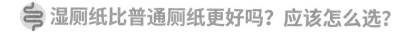 湿厕纸比普通厕纸更好吗？应该怎么选？

　　对有痔疮的人来说，湿厕纸真的是如厕好伴侣，不仅擦得更干净，而且更加舒适。然而，有些人说用湿厕纸后肛门瘙痒、泛红、长湿疹，甚至还有人得了妇科病！那么，湿厕纸到底是好还是不好呢？应该怎么选？

　　湿厕纸确实好用，尤其适合有痔疮、肛瘘、肛裂等肛周疾病的患者。湿厕纸在清洁能力方面比普通厕纸好，擦得更干净，能减少大便残留，而且比普通厕纸更贴合皮肤，只需要轻轻地擦拭就可以带走局部的大便和分泌物，对皮肤的摩擦更小。女性在生理期使用湿厕纸，也便于擦掉私处的血液。但是，湿厕纸如果选得不对，确实可能造成瘙痒、过敏等不适。

　　选购湿厕纸，请注意以下几点。

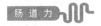

1.成分简单

湿厕纸应该选择成分简单，只含有木浆和纯水的。有些湿厕纸会加入酒精、醋酸氯己定、苯扎溴铵等消毒剂。这些成分的添加量即使比较少，对皮肤敏感的人来说也可能是不太友好的，尤其是皮肤有破口时。女性因私处的皮肤黏膜娇嫩，使用含消毒剂的湿厕纸可能会出现刺痛、瘙痒、过敏等不适，如果长期使用，还可能造成私处菌群失调，出现妇科炎症。还有一些湿厕纸会添加植物提取物、香精、荧光增白剂等成分，肌肤敏感的人最好选择不含这些成分的湿厕纸。

2.非连抽

湿厕纸在潮湿的环境中容易滋生细菌，如果可以连抽的话，大家抽取一张的时候容易把另一张带出来，再手动把它塞回去，这样可能就会滋生病原微生物，所以不要选择可以连抽的。

3.湿度适宜

湿厕纸的含水量不能太高，因为我们的肛门要保持干爽的环境，所以在我们用湿厕纸擦完屁股后，留在屁股上的水分可以快速蒸发掉的湿厕纸是刚刚好的。如果我们用湿厕纸擦完后还有明显的水分残留下来，我建议大家用干厕纸再轻轻地擦一下。

4.能够直接扔进马桶里冲掉

大部分湿厕纸可以直接扔进马桶里冲掉，这样更方便、卫生。

5.符合卫生标准

曾医生建议大家选购大品牌的湿厕纸。目前还没有专门针对湿厕纸的国家标准，但大家一定要选择符合湿巾国标GB/T 27728的，以及符合《一次性使用卫生用品卫生执行标准》GB15979的。

6.纸巾大小和韧度

一般来讲，纸巾越大越好，而且要有韧度。有些湿厕纸很容易被扯破，用来擦屁股的时候很可能造成纸被弄破，手指沾上大便的情况。

大家选购湿厕纸的时候，注意以上几点，就可以选到称心的湿厕纸了。还没有试过湿厕纸的朋友，可以尝试一下，会给你带来全新的如厕体验。

痔疮患者学会这一招，曾医生就要失业了！

有读者问："曾医生，江湖救急，我的痔疮脱出来了，卡在肛门口，水肿，疼痛，特别严重，走路都困难，我应该怎么办？"

如果你也有像这位读者一样的困扰，可以去药店买浓度为50%的硫酸镁溶液和纱布，把纱布泡到硫酸镁溶液中，待纱布完全浸透以后，把纱布敷在你的痔疮上面。硫酸镁是高渗物质，会吸收水分，所以含有硫酸镁的纱布敷在痔疮上面之后，痔疮会肉眼可见地缩小、变软。

要敷多长时间呢？建议敷20～30分钟。如果纱布干得很快，你可以每10分钟换一次纱布。当痔疮缩小、变软后，你可以戴上手套，在手指上面涂抹一些痔疮膏，或者抹一些有润滑作用的液体石蜡，然后用手指轻轻按压你的痔疮，你会发现痔疮在逐步缩小。最后，痔疮被按回了直肠里面。痔疮一旦被按回去，肛门括约肌就会关住它，不让它再脱出来。

这样就可以避免你去急诊做手术了。

　　痔疮被按回去以后，你要注意清淡饮食，以保持大便通畅，不便秘。

孕期得了痔疮应该怎么办？

　　有一次我接诊了两位孕妇，她们都饱受痔疮的困扰，其中一位孕妇的痔疮脱出来了，有鸡蛋那么大，水肿，她疼得非常厉害，坐立不安。接下来我就来聊一聊，孕期应该怎么预防痔疮，以及得了痔疮，应该如何治疗。

孕期为啥痔疮高发？

　　原因是多方面的。

　　第一，在孕期，胎儿和孕妇的子宫会不断增大，压迫腹盆腔的血管，导致肛周的血液回流不畅，肛周血液淤积，就容易形成痔疮。

　　第二，孕期容易便秘。由于孕期激素的影响，孕妇的肠动力下降，有些孕妇还有严重的孕吐，食欲下降，进食量减少，膳食纤维也摄入得少，再加上缺乏运动、子宫压迫直肠等因素，她们会出现大便干燥、粗硬，排便困难，需要用力排便，导致肛周压力增加，诱发或加重痔疮。

因此，如果你在备孕的时候，痔疮就很严重，痔疮经常脱出，需要用手回纳或者无法回纳，以及经常有便血、痔疮水肿或发炎等情况，曾医生建议你在备孕时先去普外科或者肛肠科就诊，让医生评估一下痔疮的严重程度。如果痔疮比较严重，最好先做手术治疗痔疮，再考虑怀孕，不然孕期出现严重的痔疮发作，处理起来很困难。

孕期如何预防痔疮？

痔疮的预防比治疗更重要，预防痔疮发作，要做到以下几点：

第一，保持大便通畅。建议每天喝2000毫升左右的水，吃1斤左右的蔬菜（生重），半斤水果，适当进食粗粮或者全麦制品，保证膳食纤维摄入充足。水果中的西梅、火龙果、猕猴桃、苹果、梨等有较好的通便效果。孕妇还可以在医生的指导之下服用一些通便的药物。

第二，孕期要控制体重。孕妇在孕期不要胡吃海塞，特别是在孕晚期，一定要控制自己和胎儿的体重。如果胎儿的体重大，孕妇的盆腔承受的压力更大，更容易导致便秘和痔疮。

第三，养成定时排便的好习惯。不要憋大便，有便意的时候赶紧去排便，最好每天固定一个时间段排便，例如吃完早饭以后。当然，根据排便习惯，你每天固定任意一个时间段排便就行。

第四，适度运动。孕妇不要整天坐着，也不要久站，这样容易导致"菊部"血流不畅。孕妇应该适度活动，可以每天散散步，快走，至少保证每天活动30分钟，从而促进肠道运动，助力排便。

第五，多做提肛运动。提肛运动或者凯格尔运动可以增强盆底肌肉的张力，加速"菊部"的血液循环，这对于预防痔疮可能会有一定的效果。

孕期痔疮发作了，怎么办？

孕期的痔疮以保守治疗为主，大部分患者都不需要进行手术，通常会配合以下治疗手段。

第一，按摩至痔疮回纳。脱出来的痔疮卡在肛门口，可导致肛周疼痛、肿胀，如果痔疮不能及早回纳，会越来越大，让人越来越难受。有痔疮的孕妇要每天检查自己的肛门，如果发现痔疮掉出来了，不能自行回纳，要戴上一次性手套，在指套上涂抹液体石蜡润滑，然后用手轻轻地按压和按摩痔疮，使脱出的痔疮变小、变软，然后将其缓缓地塞回去。如果你无法自行完成痔疮回纳，请求助医生。

第二，温水坐浴。温水坐浴可以促进血液循环，还能松弛肛门括约肌，缓解肌肉痉挛带来的疼痛，对于痔疮有非常好的治疗效果。孕妇可以买一个专门坐浴的盆，倒入40摄氏度左右的温水，每次坐浴10分钟左右，一天两到三次。不方便坐浴的朋友，可以选择用毛巾热敷肛门，这也可以促进血液循环。

第三，保持肛周清洁。严重的痔疮可导致局部破溃、感染，所以孕妇一定要保持肛周清洁，防止大便中的细菌有机可乘。每次上完厕所，孕妇可以用清水冲洗或者用湿厕纸擦拭，动作要轻柔，防止擦破皮肤。

第四，药物治疗。孕妇使用痔疮膏或者痔疮栓都要很谨慎，很多外用的药品中含有麝香，而使用麝香可能会导致流产。因此，适合孕妇治疗痔疮的产品比较少，但孕妇可以用含有角菜酸酯的痔疮栓。角菜酸酯是一种海藻提取物，能在直肠黏膜表面形成一层膜状结构，对于受损的黏膜能起到保护作用和润滑作用，可以帮助排便。孕妇在用药前，一定要在医生的指导下使用。

第五，手术治疗。手术治疗是最后考虑的手段，如果前面的保守治疗效果不好，孕妇可以选择手术治疗，但要尽可能在孕晚期进行手术，这对胎儿的影响更小。

有痔疮可以顺产吗？

在生孩子的时候，孕妇要往下用力，这很可能会加重痔疮，但是不用太担心，因为大部分人都是可以顺产的。除非孕妇在生孩子之前痔疮已经十分严重，疼痛难忍，痔疮无法回纳，那就只能选择剖宫产，但是这种情况不常见。

≋ 不同寻常的"痔疮"，医生发现了大问题

有一天晚上，我在急诊出诊，半夜来了一个20多岁的小伙子，说自己可能痔疮犯了，肛门非常疼。我给他检查时发现，他的肛门有很多裂口，还有破溃、出血，这些症状看起来不像是痔疮发作引起的，比较像人为导致的创伤。

随后，我给他做了一次肛门镜检查，将一次性塑料肛门镜伸到患者的肛门里，观察直肠里有没有损伤。果然如我的预想，直肠内侧黏膜上也有裂口，还有出血、糜烂、水肿等症状，这些肯定不是痔疮引起的。

我比较委婉地询问患者平时有没有什么特别的爱好，有没有往直肠里塞过什么东西。男孩听后一脸茫然，说他没有这样的癖好。

我只好又询问他怎么会突然间出现肛门疼痛，还有便血的临床表现。他就开始回忆，说昨天跟一帮朋友去酒吧喝酒，喝到最后不省人事，醒来就发现自己和一个男性朋友住

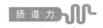

在酒店里。男性朋友说昨天晚上两个人喝多了，就找了家酒店，为了防止他之后出现什么意外，就留下来陪他。他早上醒后发现肛门疼痛，有便血的症状。因为前一天晚上喝酒喝多了，加上他平时就有痔疮的轻微症状，所以他以为是自己的痔疮犯了，就没有在意。后来，他在药店买了痔疮膏用，没想到到了晚上肛门不仅疼得越来越厉害，感觉也肿了起来，而且便血也越来越多，所以就来急诊看病了。

作为医生，听到这里我大概猜到事情的真相了，于是说："你的痔疮不太严重，你现在的症状可能是其他因素引起的。"男孩听到这里似乎也明白了，就打电话去质问他的朋友。他的朋友在电话里也承认了，说他们两个那天晚上喝醉了，在酒店里的时候做了……听到这里男生就有点崩溃了，问我应该怎么办。

我说："局部伤口，我可以帮你处理，然后开一些外用药。生活上要保持排便通畅，要清淡饮食，不要喝酒。更重要的是，我建议你去做一些性传播疾病的筛查，因为前一天晚上发生了高危性行为。筛查不一定能查出什么，但是现在去筛查可以留下证据，证明你现在没有任何问题。像乙肝、梅毒、艾滋病这些疾病，病毒刚开始侵入人体的时候是查不出来的，需要过一段时间才能够查出来。最重要的一点是，如果对方有艾滋病，你需要马上吃艾滋病阻断药，在72小时之内吃，越早吃，效果越好。"

帮他处理好局部伤口之后，我也给他写了诊断证明。如果他要报警的话，警察要根据医生开具的诊断证明，再指定法医给他验伤。后来这个小伙子有没有报警，侵犯他的人有没有受到法律的制裁，我就不知道了，但作为一名医生，我把我能做的都做了。

通过这个案例，我想要告诉各位读者朋友，男孩子出门在外也一样要保护好自己，而且很多意外都是在酒后发生的，所以在半生不熟的人面前少喝酒，即使喝酒也别喝醉。万一受到侵犯，大家一定要及时报警，及时去医院接受治疗，还要及时做一些性传播疾病的筛查，服用必要的阻断药物。

🐍 肛门松弛了有什么危害？

从我做肠道科普工作之后，每天我都会收到很多读者的留言和私信，不少都是来求解健康问题的，另外一些则让我明白了"大千世界，无奇不有"。比如，有的人喜欢往肛门里塞东西，久而久之，肛门就变得松弛，然后来问我："长期这样做对身体有没有危害？"

肛门是排便的通道，它的主要作用就是在你想排便的时候让你排便，在你不想排便的时候紧紧地把"门"关住，这道"门"就是肛门括约肌。当大脑给了大肠指令要排便时，肛门括约肌就会松弛，大便就会排出来。

但是，一些人为因素，比如经常用比较大、比较坚硬的物体刺激肛门，在肛门里进进出出，就会损伤肛门括约肌。就像皮筋一样，如果你长时间去抻皮筋，皮筋会老化，变得松弛，肛门括约肌也是如此。如果我们总是用异物刺激它，它就会失去弹性和延展性。

肛门括约肌松弛的话，肛门的那道"门"就会有缝，进而漏风。程度轻一点的情况，是肛门括约肌控制不住屁，让人憋不住屁；严重一点的情况，是在腹泻的时候，大便比较稀，人会憋不住大便；更严重的情况，就是哪怕是比较硬的大便，人也憋不住。有时，你咳嗽一用力，腹腔压力增加，大便就会不受控制地出来，这种情况就是大便失禁或者肛门失禁。

所以，各位读者朋友请一定要保护好自己的肛门，不要把一些奇奇怪怪的东西往肛门里面塞，不要无节制地扩张肛门，这会损伤肛门括约肌，造成肛门括约肌松弛。以目前的医疗水平，大便失禁没有特别好的治疗办法，就像皮筋松了就很难再恢复。希望大家爱惜自己的身体，不要贸然尝试可能伤害身体的东西。

🐍 肛门周围长东西了，到底是痔疮还是尖锐湿疣?

肛门周围长了东西，到底是痔疮，还是尖锐湿疣呢？如果错把尖锐湿疣当成痔疮，没有接受正规治疗，不仅可能把疾病传染给他人，还可能出现癌变。那么，这两者应该如何区分呢？

1.病因不一样

尖锐湿疣是性传播疾病，是感染HPV（人乳头状瘤病毒）导致的，最主要的传播途径是性行为。如果你没有和他人发生高危的性行为，你得尖锐湿疣的可能性就极小。

有人说，有没有可能是旅行时住了一家不干净的酒店，床单、浴巾消毒不彻底，和别人共用了马桶，或者在蒸桑拿时、在大众泳池里游泳时，意外被人传染了尖锐湿疣？科学讲究严谨，不能说完全没有这种可能性，但这种可能性真的非常低。HPV这种病毒在人体外存活的时间很短，通过物体传染HPV，可能性太小了，就跟你买彩票中了500万元一样。

所以，只要你洁身自好，那肛周长的东西基本不可能是尖锐湿疣，是痔疮的可能性更大。如果你之前和他人发生过高危性行为，几个月后肛周长出来"菜花"，那很可能是尖锐湿疣。从感染HPV到发现尖锐湿疣的中位时间为6～10个月，最短2个月，最长可达18个月。

而痔疮是肛肠科最常见的良性疾病，没有传染性，是由于肛门周围的静脉淤血并肿大，形成的柔软的静脉团，分为外痔、内痔和混合痔。肛门外面的"肉球"有可能是外痔，也可能是从肛门脱出的内痔。

痔疮的形成，与不良的生活饮食习惯有关，例如久坐、久蹲、喜欢吃辛辣刺激性食物等。此外，在女性怀孕期间，胎儿压迫盆腔血管，引起局部血流不畅，也会导致痔疮。

2.就诊科室不一样

尖锐湿疣属于性病，患者应该到皮肤性病科就诊，而痔疮患者应该到肛肠科或者普外科就诊。

3.临床表现不一样

得了尖锐湿疣，患者一般不痛不痒，没什么不舒服，病变组织的数量可以变多，也有可能自然消失。在性行为发生的时候，摩擦、撞击可以导致病变组织破损、糜烂、出血，还会继发感染，产生特殊的气味。尖锐湿疣不仅可以长在肛门口，也可以长在肛管内部。患者如果发现肛周有尖锐湿疣，还需要检查肛管里面有没有病灶。

得了痔疮，患者会有一系列的临床表现，例如便血、肛周瘙痒、疼痛、内痔脱出等，且用力排便、腹泻、饮食辛辣等因素可以诱发和加重上述症状。单纯的外痔可能不会让患者有任何不舒服，只是肛门外面有一个或者多个肉球。

4.外观不一样

有经验的医生通过肉眼观察，即可大致区分病变组织是痔疮还是尖锐湿疣。尖锐湿疣典型的外观是柔软的，粉红色的，呈菜花状、乳头状或者鸡冠状的赘生物，大小不等，表面凹凸不平。而痔疮是静脉团块，可以是一个也可以是多个，急性发作期会肿胀、水肿，触痛明显。从外观来看，痔疮和尖锐湿疣的差别很大。

5.辅助检查

痔疮一般不需要做辅助检查，医生通过症状和查体就可以明确诊断。而医生怀疑患者得了尖锐湿疣，但对应的症状不典型，可能会做以下检查，帮助诊断。

（1）醋酸白试验

将3%～5%的醋酸溶液湿敷或者涂抹在病变处及周围的皮肤黏膜上，3～5分钟后如果出现均匀一致的变白区域，那么醋酸白试验的结果为阳性，有可能是存在HPV感染。但是这个方法不够精准，假阳性率和假阴性率都很高。

（2）皮肤镜检查

皮肤镜可以快速而清晰地观察皮损的形态、增生的血管、肉眼无法识别的结构，皮肤镜对不典型的尖锐湿疣和微小的尖锐湿疣的确诊率高达90%。

（3）病理学检查

取病变组织拿去病理科化验，在显微镜下观察，可帮助诊断，这项检查适合症状非典型的、治疗效果不好的、复发的或者怀疑癌变的尖锐湿疣。

（4）核酸扩增试验

HPV核酸检测，不仅可以诊断尖锐湿疣，还能明确HPV的病毒分型。HPV有200多种亚型，其中有40多种可以导致

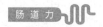

尖锐湿疣。根据致癌风险，HPV可以分为低危型和高危型，尖锐湿疣90%～95%是由低危型病毒HPV6和HPV11型引起的。而最常见的高危HPV是HPV16和HPV18，这两种不仅可以导致尖锐湿疣，还可以引起宫颈癌、肛管癌、阴茎癌等癌症。

6.治疗原则不一样

没有症状的痔疮一般不需要治疗，不严重的痔疮以保守治疗为主，只有特别严重的痔疮才需要手术治疗。

而尖锐湿疣即使没有症状，患者也应该积极治疗。治疗手段包括外用药物治疗、冷冻治疗、激光治疗、手术切除、光动力疗法等，需要根据尖锐湿疣的严重程度、部位、患者的身体条件，选择合适的治疗手段。而且，尖锐湿疣容易复发，有可能需要接受多次治疗，如果治疗后6～9个月没有复发，复发率就会降低。

⬛ 肛周脓肿，术前生不如死，术后怀疑人生！

　　除了痔疮，肛肠科还有一种非常常见的疾病，即肛周脓肿。可能很多人都得过肛周脓肿，肛门周围长了一个大包，又红又肿，让人特别疼，坐着疼，站着也疼，反正就是非常难受。有个患者还以为是肛门周围长了青春痘，其实不是，他到医院做了一系列检查，检查结果是肛周脓肿。

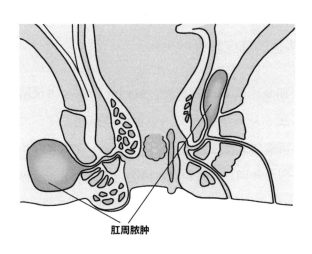

肛周脓肿

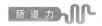

肛周脓肿是怎么形成的呢？直肠的末端有一些开口向上的小陷窝，叫肛隐窝。大便从肛门排出去时，容易在肛隐窝这里残留。大便里面有非常多的细菌，这些细菌一旦大量繁殖起来，就可能形成脓肿，扩散到肛门周围的皮肤。

哪些人容易得肛周脓肿？

肛周脓肿，男性的发病率是女性的两倍，平均发病年龄为40岁，常见于20～60岁的患者，常见于糖尿病患者、肥胖患者、艾滋病患者、结核患者、克罗恩病患者等免疫力低下的人。

肛周脓肿的临床表现

假如是比较表浅的脓肿，肛门周围就会出现剧烈的疼痛、肿胀，让人坐卧不安，患者可以摸到发红、发烫的肿物，还可能伴有排尿困难、直肠下坠感。如果脓肿内的脓液很多，压力特别高，脓肿有可能会自行破裂，流出脓液、血液。此时大便里的细菌有可能顺着脓肿的裂口进入血液，还可能会导致发热、寒战、心跳加快、呼吸急促等全身感染中毒的症状。

非常严重的肛周脓肿还会危及生命，脓肿可在肛门周围及大腿根部扩散，形成坏死性筋膜炎，这一情况是非常危险的。

肛周脓肿应该怎么治疗呢?

目前医生对治疗肛周脓肿的共识是尽早做手术，切开脓肿引流，清理里面的脓液，从而缓解患者的症状。医生会根据你的病情判断需不需要使用抗生素治疗。对于比较表浅的肛周脓肿，医生可能会在门诊的手术室做手术，给患者身体局部打点麻药就进行手术；对于很严重的肛周脓肿，医生会让患者住院，对患者做腰麻或者全身麻醉后再做手术。

如果你发现肛门周围长了一个大包，又疼又肿的话，要及时去医院看病，尽早做手术，以缓解疼痛，从而最大限度地避免肛周脓肿发展成肛瘘。

患者做完肛周脓肿手术后，伤口需要很长时间才能够愈合，愈合的时间可能是按月来计算的，所以肛周脓肿是一种让人很痛苦的疾病。患者做完手术后还要定期回医院换药，而且换药的时候医生不会使用麻药，那时伤口是真的很疼，

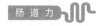

换药室门口经常会出现患者歇斯底里的喊叫声。

平时如何预防肛周脓肿？

1.少吃辛辣、刺激、油腻的食物，不要喝酒，多吃蔬菜、水果、粗粮等富含膳食纤维的食物，以保持大便成形，排便通畅。

2.平时不要久坐或久蹲，劳逸结合，不要过分操劳，适度运动，控制体重，提高免疫力。

3.注意肛周的清洁卫生，勤换内裤，有条件的话在排便后用清水洗肛门。

4.积极治疗克罗恩病、艾滋病、糖尿病、腹泻、结核病等基础疾病。

🔸 内裤总是湿湿的，还有臭味，是怎么回事？

大部分肛瘘是由肛周脓肿演变而来的。所谓肛瘘，就是形成了瘘管。看下面的图，直肠跟肛门周围的皮肤之间有个管道，平时排泄物没有全部从肛门排出，而是从这个管道渗

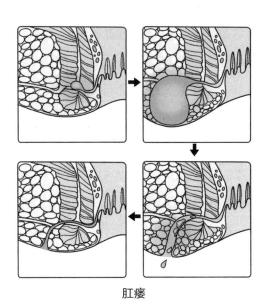

肛瘘

出，慢慢就形成了一个瘘管。

肛门旁边开了一个小口子，之后就会有少量的大便或者是分泌物从这个通道里流出来。很多患者起初以为自己肛门周围长了一个痘痘，因为它在破溃之前表现为红肿、疼痛，等到破溃之后就不那么疼了，会有脓液或者恶臭分泌物流出来。所以，一些患者感觉自己的内裤经常湿湿的，内裤上还有一些粪便，以及恶臭味。

肛瘘有时候不止一个瘘管，可能会有好几个瘘管。肛瘘由内口、外口和瘘管组成，内口位于直肠内，外口位于肛周的皮肤，瘘管连接内口和外口。肛瘘的外口比较容易愈合，如果外口愈合了，这个通道就不通了。内口就可能会另辟通道，比如在肛门周围别的地方再形成一个瘘管，这样一个内口就会产生好几个瘘管和外口，就像打地道战，或者兔子做窝一样。形成好几条通道，这种就是复杂性的肛瘘。

得了肛瘘，应该怎么治疗呢？目前，治疗肛瘘只有做手术这一条路，没有其他更好的办法。肛瘘的手术怎么做？有很多种方式，最简单的是把肛瘘切掉，进行肛瘘切除术，或者彻底切开瘘管引流，把里面的坏死组织刮干净，然后让瘘管慢慢地自愈。还有一些非常复杂的肛瘘，可能需要挂线治疗。挂线起到引流的作用，缓慢切割瘘管，促进愈合。有的肛瘘做一次手术不能彻底解决问题，需要分次做手术。

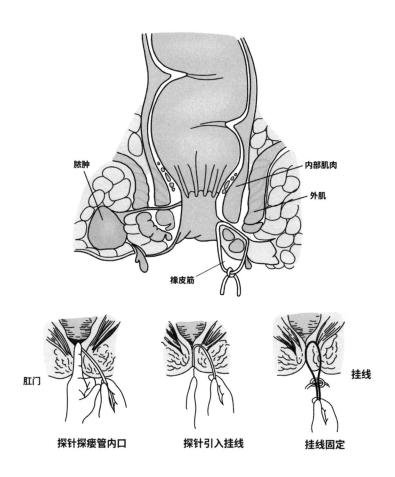

脓肿

内部肌肉

外肌

橡皮筋

肛门

探针探瘘管内口

探针引入挂线

挂线

挂线固定

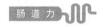

　　总而言之，肛瘘不做手术是好不了的，而且应该尽早做手术。在只有一条通道的时候做手术，效果最好，如果已经形成了多条通道，手术就比较难做了，很可能会复发。

　　肛瘘这种疾病在男性中高发，而且男性朋友真的很能忍，内裤上天天有这样恶臭的分泌物，他们也不在意，等到后面严重了，才去医院。开个玩笑，难怪说"臭男人"。希望大家了解这方面的知识，只有了解，才会意识到严重性，在早期发现，及时干预，让自己健健康康的。

第四章
肠道生病的信号

患者如果在排便的时候出现腹痛、
便血、腹胀、发热等症状，一定
要及时告诉医生，让医生具体
判断。

口臭是胃肠道不好吗？

很多人都有口臭的困扰，口臭是因为胃肠道出问题了吗？

口臭可以分为三类

1.生理性口臭

无明确病因的口臭，常见于早晨，原因是在我们晚上睡觉时，唾液的分泌量减少，而唾液有抑菌的作用，口腔细菌因此大量繁殖，会产生较多有味的气体，导致口臭。当你刷牙、漱口、进食或饮水后，口臭会立即减轻。

进食有浓烈气味的食物，也会导致短暂的口臭，例如吃大蒜、洋葱，喝酒、咖啡后。

2.病理性口臭

可以找出明确病因的口臭叫病理性口臭。具体病因，根据引发口臭的部位可以分为口腔疾病、鼻部疾病、口咽疾病、喉部疾病、气管疾病、消化系统疾病、全身性疾病等。

病理性口臭最常见的病因为口腔疾病，80%以上是由口腔疾病引起的。不注意口腔卫生和牙齿的病变，可导致口腔内残留较多食物残渣，而细菌会把这些食物残渣当作食物，发酵并产生大量有特殊味道的气体，例如硫化氢、甲硫醇等硫化物，以及吲哚、氨气等。

常见的口腔疾病有牙龈炎、龋齿、扁桃体炎、扁桃体结石、口腔肿瘤、舌苔过厚、唾液分泌量过少等。

急慢性鼻窦炎等鼻部疾病也可以导致口臭，不过有臭味的气体来自鼻腔，所以用鼻子呼气时最明显。

消化系统疾病也可导致口臭，但是这种情况较少见，胃内有臭味的挥发性气体可以扩散到口腔，引起口臭。常见的消化系统疾病有肠梗阻、胃食管反流、幽门螺杆菌感染等。

全身性疾病也可导致口臭，很多疾病可导致特殊的口气，例如晚期肾病的氨味、肝病的腥臭味、糖尿病酮症酸中毒的烂苹果味（丙酮味）等。

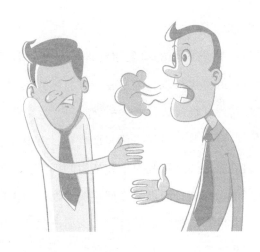

3.假性口臭

假性口臭是指患者自己觉得有口臭，实际上没有口臭，这种情况属于心理问题或者神经性问题。

有一种心理疾病叫口臭恐惧症，患者自觉口臭，并因此非常苦恼，每天强迫自己多次刷牙、漱口，即使医生或者周围人告诉他他没有口臭，他也不相信，并且拒绝看心理医生。

神经性口臭是指患者的嗅觉或者味觉异常，导致患者可以感受到不存在的口臭。

口臭应该看哪个科？

口臭的病因多为口腔疾病，所以口臭患者首先要看口腔科。口腔科医生会详细了解患者的病史，例如口臭什么时候最明显，臭味来自口腔还是哪个部位，患者的饮食习惯，患者是否注意口腔卫生，睡觉是否打呼噜，是否用嘴呼吸，有没有肾病、肝病等全身性疾病，等等。

之后，医生会给患者做一系列检查，帮助诊断出口臭的病因。例如医生会给患者做全面的口腔检查，看看是否有龋齿、牙龈炎，舌苔是否过厚，是否有扁桃体发炎、扁桃体结石等疾病。

如果口腔卫生情况较好，口臭不是由于口腔疾病，医生就可能让患者转诊到其他科室，例如耳鼻喉科、呼吸科、消化内科等科室，检查有无呼吸道疾病、胃肠道疾病等。

如果这一系列的检查均未发现病因，口、鼻、胃肠道等部位未发现明显的臭味，但是患者自觉口臭症状明显，那么患者得的可能就是假性口臭，医生会建议患者去心理科或者精神科就诊。

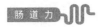

口臭如何治疗？

如果是能找到明确病因的口臭，医生就会针对病因治疗。只要原发疾病治愈了，口臭很快就会消失。

如果是找不到明确病因的口臭，以下措施可以帮助患者减轻口臭：

（1）保持口腔清洁，每餐饭后刷牙（不方便刷牙时也可以使用漱口水），清洁舌苔，使用牙线清洁牙缝，避免口腔内残留食物。定期去口腔科检查牙齿。

（2）嚼口香糖，不仅可以让口气清新，还可以促进唾液分泌，抑制口腔细菌繁殖。

（3）多喝水，不喝酒和咖啡，不抽烟，不吃大蒜、洋葱等有气味的食物。

（4）睡前使用含氯己定的漱口水漱口，抑制口腔中的细菌在夜间活动。

总而言之，口臭是一种很常见的症状，大多是由口腔疾病引起的，所以患者应该先到口腔科就诊，遵医嘱，做相应的治疗，在生活中则要养成良好的饮食习惯，勤刷牙，保持口腔清洁！

嘴巴上有黑斑的朋友，可能有胃肠道疾病

　　网上有一种说法："如果你发现自己嘴上有黑斑，要赶紧去医院查一查，有可能是胃肠道有多发的息肉，甚至已经癌变。"

　　有很多读者问我这种说法是不是正确的。事实上，这种说法是有一定道理的。如果身边有这样的朋友，你一定要让他赶紧去医院检查。如果一个人从小嘴唇或者脸部两侧的颊黏膜，以及手、脚、肛周长了很多黑斑，那他一定要重视，他有可能得了一种疾病，叫作黑斑息肉综合征，或黑斑息肉病、P-J综合征。

　　这种疾病是一种常染色体显性遗传病，即父母有一方患病的话，孩子患病的概率就高达50%。如果你携带了这种致病基因，那你终身患癌的风险高达93%，而且随着你年龄的增长，患癌的风险增高，所以你一定要重视。

　　黑斑息肉综合征这种病有哪些特点呢？

　　第一点，很明显的就是患者的嘴唇、颊黏膜、肛周、手、脚会长黑斑，而且是在患者很小的时候，大概一两岁的时候长，如果患者是在成年以后才开始长黑斑，基本上就不是得了黑斑息肉综合征这种疾病。但是就凭这些部位有黑斑，医生也不能够确定患者就是患有黑斑息肉综合征，因为这些黑斑有可能是胎记或者其他良性病导致的。

　　第二点，胃肠道内长息肉，但这种情况需要做胃肠镜检查才能够诊断出来。如果患者真的确诊患有黑斑息肉综合征，那么他在几岁或十几岁的时候，胃肠道里面就会长息肉，而且往往会长出多个息肉，是一种错构瘤性息肉。此时医生可以取患者的活体组织拿去病理科化验，由此确诊患者的病情。

　　第三点，患者往往有黑斑息肉综合征家族史，家族里有多人出现类似的情况：长黑斑，长息肉——甚至癌变。当然，患者也不一定有相关的疾病家族史，有些人可能是因为基因突变，突然得了这种病。

　　第四点，基因异常。如果你高度怀疑自己得的是黑斑息肉综合征，可以做一个基因检测，如果检测结果提示你的基因异常，就算确诊了。

　　确诊了黑斑息肉综合征以后，患者应该怎么办？首先，这些黑斑并不需要特别治疗，因为黑斑不会癌变。其次，患者要定期做胃肠镜检查，及早发现息肉并切掉，这样就可以预防胃癌、肠癌。

确诊黑斑息肉综合征后，患者需要尽早接受胃肠镜检查，多早算早呢？8～10岁的时候就要考虑做胃肠镜检查，把大的息肉切掉，然后定期复查。除了消化系统的肿瘤，黑斑息肉综合征还会导致其他癌症的发病风险增加。比如男性的睾丸肿瘤，女性的乳腺癌、子宫内膜癌，还有胰腺癌等。所以，黑斑息肉综合征患者也需要定期检查这些部位，及早发现病变。比如从25岁开始检查乳房，从30岁左右开始筛查胰腺癌，可以做磁共振胰胆管成像（MRCP）检查或者超声内镜检查。女性黑斑息肉综合征患者如果年轻时就很注重筛查妇科肿瘤，做妇科的超声检查、盆腔检查等，之后得妇科肿瘤的风险就不会很高。

黑斑息肉综合征患者如果没有重视，不做任何医学筛查，不做任何治疗，患癌的风险就会随着年龄增长而越来越高。

随着胃肠道息肉不断生长，患者还会出现一些症状，比如贫血、腹痛、便血、肠道炎症等。

患者如果等到出现这些症状再去医院治疗，病情往往已经比较严重了，甚至息肉都已经癌变了，治疗的效果就没有早期治疗好。所以，曾医生希望大家重视，如果发现身边的小朋友嘴上、手上有黑斑，一定要建议他的父母及时带他去医院看看，可以做一个初步的筛查，排除患病的可能性。

⇄ 肠镜检查怎么选，选普通肠镜还是无痛肠镜?

　　有人说做肠镜的时候一定要选择做普通肠镜，千万不要选择做无痛肠镜。这种说法有道理吗？有位医学"专家"给出的理由是疼痛是一种保护，做普通肠镜只要你说痛，医生就会停止往里面插管，而你在全麻、无痛的情况下失去了感觉，就增加了肠管受到损伤甚至穿孔的危险，所以更建议大家做普通肠镜。

　　这位"专家"说的，对吗？先不论对错，我相信你听到这里都被吓到了，原来做肠镜有这么高的风险——肠子会穿孔。从理论上来说，这种风险是存在的，但就像坐飞机一样，发生坠机的概率是非常低的，做肠镜导致肠穿孔的概率也是很低的。无论是做无痛肠镜，还是做普通肠镜，两者导致肠穿孔的概率都非常低。

　　还有人说做无痛肠镜前医生会给你打麻药，万一麻药打多了，人会变得越来越笨。这种说法真的太夸张了，目前没有研究表明使用麻药会让人变笨或记忆力下降，更何况做无痛肠镜使用的麻药剂量非常低，且几分钟就做完了。

所以，各位读者朋友不用害怕和焦虑。曾医生个人建议，各位读者朋友有条件的话，还是选择做无痛肠镜更好。为什么？因为做无痛肠镜真的不会让人有任何痛苦，你只需睡一会儿，肠镜就做完了。做普通肠镜，人没有被麻醉，有的人会忍受不了做肠镜过程中的疼痛，因为肠管不是直的，是弯弯曲曲的，肠镜通过肠管弯曲的地方时就可能让人不舒服（腹痛、腹胀）。

在西方一些发达的国家，医院的肠镜检查几乎都是做无痛的，而我国大部分人做的还都是普通肠镜。为什么呢？主要有以下几个因素：

第一个，做无痛肠镜需要额外付麻醉费用，一般要比普通肠镜多付几百块钱。出于经济考虑，有的人就会选择做普通肠镜。

第二个，在我国，麻醉医生的数量是严重不足的，麻醉医生做手术都忙不过来，哪还有时间给做无痛肠镜的患者做麻醉。所以，很多医院不是每天都能做无痛肠镜的，一周可能只有一两天能安排做无痛肠镜，患者预约无痛肠镜排队的时间就非常长，有的人等不及，就选择做普通肠镜，而非无痛肠镜。

第三个，很多人对无痛肠镜存在误解，就连有些医学"专家"都对无痛肠镜有误解，认为无痛肠镜有各种各样的风险。实际上，无痛肠镜是相对安全的。如果你听信了谣言，不敢做无痛肠镜，你自然就会选择做普通肠镜。

看到这里，你可能会问，是不是所有人都可以做无痛肠镜？不是的。在哪些情况下患者不宜做无痛肠镜呢？

（1）肛门、直肠有严重的化脓性炎症。

（2）患有严重的急性肠炎及缺血性肠病。

（3）妇女妊娠期需慎重，月经期一般不宜做检查。

（4）腹膜炎、肠穿孔、腹腔内广泛粘连，以及各种原因导致肠腔狭窄。

（5）腹部有大动脉瘤、肠管高度异常屈曲，及癌症晚期伴有腹腔内癌细胞广泛转移。

（6）有镇静、麻醉药物过敏及其他严重麻醉风险者。

特殊人群是否可以做无痛肠镜？婴儿、儿童、备孕期的妇女、老人可以做无痛肠镜，但需要慎重，一定要进行全面评估，权衡检查的利弊。检查前要选择专业的医疗机构，并准备好抢救物品。

　　当然了，医生为你开肠镜检查前，一般会尽可能详细地了解你有无心、肺、脑疾病及严重程度，排除禁忌证，询问病史、药物过敏史、怀孕哺乳史及月经史，对你进行认真评估，并让你或你的家属签署检查同意书。

　　如果是我本人要做肠镜检查的话，我肯定首选无痛肠镜，因为做无痛肠镜相对舒适，副作用也很小。而且有条件的话，我会建议胃镜检查和肠镜检查同时做，即做胃肠镜检查。这样有一个非常大的好处，你只要交一次麻醉的钱，就把胃镜和肠镜都做了，这不就省钱了吗?

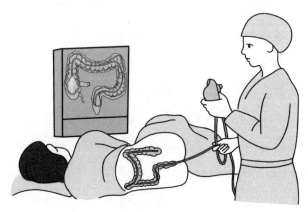

肠镜检查的透视图

切除肠息肉原来这么简单

有读者问，肠息肉怎么切除？接下来给大家科普一下。

如下图所示，这是一种切除肠息肉的方式，就是用一个圈在息肉的底部套扎住，这个圈可以导电，只要电一通，轻轻操作一下，息肉就被切除了。创面如果渗血，可以上夹子，夹闭一下就可以。大部分的肠息肉都可以在肠镜下切除，那么切除肠息肉的时候疼不疼？需不需要打麻醉呢？

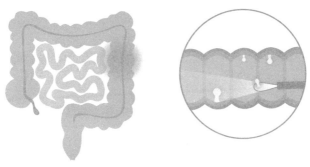

切除肠息肉的示意图

我们的肠道黏膜的痛觉是非常不敏感的，所以切除肠息肉的时候一般是没有什么痛感的，可以不打麻醉，做普通肠镜就行。如果你特别怕疼，想要有更好的体验，可以做无痛肠镜。

切除小的肠息肉，患者也不需要住院，在门诊就可以切除，之后观察一会儿，没事就可以回家了。术后患者要吃几天流食，再慢慢地过渡到正常饮食。如果肠息肉比较大，或者肠息肉的基底较宽，就需要采取其他的切除手段，一般也是在肠镜下就可以切除的。如果切口比较深、创面比较大，术后患者可能需要住院观察几天。

长了肠息肉一般是没有任何症状的，患者不会有任何的不舒服，而想要发现肠息肉就必须做肠镜检查才可以。 80%以上的结直肠癌是由肠息肉转变而来的。因此把肠息肉切掉了就可以预防结直肠癌，可见定期做肠镜检查是非常重要的。

那么我们应该在什么时候开始做肠镜检查，检查的频率是多久一次？

一般人群，曾医生建议从50岁开始接受结直肠癌筛查，每5～10年做一次高质量的肠镜检查，直至75岁。

符合以下任意一项的个体，曾医生建议从40岁开始接受肠癌筛查：

（1）大便隐血试验结果为阳性。

（2）一级亲属患结直肠癌。

（3）个人有癌症或肠道息肉病史。

（4）符合两个及以上下述条目的人群：a.慢性腹泻；b.慢性便秘；c.大便有黏液和带血；d.有阑尾炎或阑尾切除术史；e.有慢性胆囊炎或胆囊切除术史；f.有精神创伤史。

林奇综合征、家族性腺瘤性息肉病等遗传性结直肠癌高危人群，需要咨询专业医生，更早地接受结直肠癌筛查。

🐍 发生急性肠梗阻，要立即抢救

说到急性肠梗阻，我就会想起2021年5月的一则新闻：河北一个出生仅36天的婴儿因为肠梗阻送医院，后来死亡。作为一名医生，作为一名有孩子的父亲，看到这样的新闻我是非常痛心的。这个医疗事故的鉴定报告显示，河北医科大学第二医院对患儿的病情严重评估不足，没有预料到患儿的病情发展得这么快、这么严重，没有及时采取救治措施，导致患儿死亡，这是一级甲等医疗事故。

看到这里，你肯定会问："肠梗阻这么吓人吗？这是一种什么样的疾病，为什么这么凶险？"接下来曾医生就着重科普一下肠梗阻。

肠梗阻的分类

在正常情况下，肠管是通畅的。肠梗阻就是指肠管不通畅，肠管被堵住了。

按照病因分类，肠梗阻大致可以分为三类。第一类是机械性肠梗阻。比如肠管里长了一个肿瘤，把肠管堵住了，或者肠管的外面有肿瘤压迫肠管，把部分肠管压瘪了。这些都属于机械性原因导致肠管内部不通畅，大便被堵住了。

第二类是血运性肠梗阻。肠管的血液运行不畅，造成肠管缺血，进而引发肠梗阻。比如肠管上的血管里面有血栓，把血管堵住了，造成肠管缺血。没有血液给肠管提供动力，肠管就无法正常蠕动，进一步发展成肠坏死、肠梗阻。

第三类是动力性肠梗阻。比如腹腔里面出现了非常严重的感染，细菌释放了大量的毒素，这些毒素损害了肠管的神经细胞。因为在神经发号施令后，肠管的肌肉才能收缩，令肠管蠕动。肠管如果被毒素麻痹了，就无法正常蠕动，进而形成了肠梗阻。

肠梗阻的危害

肠梗阻发生之后，肠管内不通畅，大便自然就排不出来，会导致肠管扩张，大便中的毒素、细菌在肠管里面聚

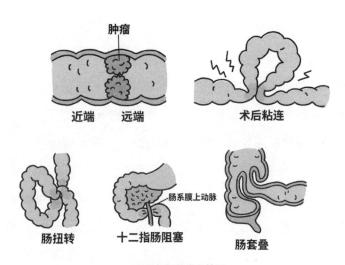

引起肠梗阻的常见情况

集，细菌大量繁殖进而产生更多毒素。

在正常情况下，我们的肠黏膜有完整的屏障，可以抵御有害物质的侵害，阻挡毒素进入血液，即便肠管里积聚了很多大便，有大量细菌，但细菌并不会对我们的身体造成危害。然而，肠梗阻发生以后，部分肠道细胞因缺血而坏死，肠黏膜屏障被破坏了，所以大量的细菌、毒素进入血液，从而引起感染、中毒性休克，危及生命。

同时，肠梗阻发生后，肠管内不通畅，肠管里的排泄物越积越多，就有可能把肠管撑破了，导致肠穿孔，肠道里面的大便、细菌、肠液等就会直接漏到腹腔里面。急性肠穿孔是非常危险的。所以，急性肠梗阻对成年人或小孩来说都是非常危急的疾病。

患者得了肠梗阻，一开始会表现出腹痛、腹胀、恶心、呕吐、不排便、不放屁、便血，或者有果酱样大便等症状。医生根据患者的临床表现，以及一些影像学检查结果，比如腹部的X片、腹部CT等检查的结果，就可以明确诊断。

如何治疗肠梗阻？

得了肠梗阻，患者就不能吃喝了，否则吃了也会吐出来。患者需要先进行胃肠减压，就是下胃管，把胃里面的东西抽出来，然后输液，通过营养支持治疗、抗炎抑酸、灌肠等一系列保守治疗的办法来治疗。

如果保守治疗的效果不好，医生怀疑肠管已经因缺血而坏死了，患者就需要及时接受手术治疗。新闻事件中的患儿肠梗阻的病情严重，医院在一开始没有采取积极的治疗。如果医院当时就对患儿进行心电监护，监测生命体征，下胃管、灌肠、输液等也迅速都安排上，也许就能挽回一条鲜活的小生命。这个事故的鉴定报告显示该患儿之前在医院住过院，该医院的医生应该更了解患儿的病情，既然以前就怀疑患儿有先天性巨结肠，当发现患儿出现了肠梗阻的临床表现时，就应该更加重视，采取积极治疗措施。

最后，希望大家能了解这样的健康知识，多一分了解，对自己和家人就多一分保障。

🪱 吃柿子导致肠梗阻？粪石了解一下！

柿子是一种很好吃的水果，但是大家再喜欢吃，也不能贪多哟——柿子吃多了，小心胃石和肠梗阻！

我所在的科室每年都能碰到这样的患者，多为老年患者，发病前几天吃了柿子，然后就出现了肚子疼、不放屁、不排便等症状，来医院检查后发现小肠被粪石堵住了，造成了肠梗阻。如果不能得到及时治疗，患者可能就要切除肠管，把粪石取出来。

为什么吃柿子会有这么严重的风险呢？这是因为柿子、黑枣、山楂、番石榴等水果中含有较多的鞣酸、果胶和粗纤维，鞣酸与食物中的粗纤维、蛋白质及钙离子结合，会形成不溶于水的鞣酸蛋白质复合物，在胃里面沉积。柿子中的果胶和树胶也会在胃酸的作用下，与食物残渣形成食物团块，在胃肠道内沉积，造成消化道堵塞。

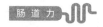

胃石

难以消化的食物残渣与鞣酸等物质形成不溶于水的物质，在胃里面沉积起来，就会形成胃石。小的胃石可排入肠道，通过大便排出体外。大的胃石无法排入肠道，会留在胃内，造成上腹部不适，出现胃疼、食欲不振等症状；严重时会造成胃出血，出现呕血、黑便等，还可能造成胃穿孔，引发严重的腹痛、急性腹膜炎、感染中毒性休克，危及生命。

胃石的治疗方法有以下这些：

（1）可乐溶石。对，你没看错，就是咱们平常喝的可乐。很多研究显示，可乐可以溶解胃石，让胃石变软、变小，每天需要至少摄入500～1000毫升可乐，有的研究甚至让患者每天摄入4800毫升可乐。

（2）内镜治疗。可乐溶石可以与内镜治疗联合使用，采用在内镜下切割大的胃石、激光碎石等手段，将胃石变小，随着胃肠道蠕动排出体外。

（3）手术治疗。如果是很大的或者坚硬的胃石，采用前面两种方法治疗的效果欠佳，或者患者已经出现大出血、胃穿孔等并发症，就需要手术治疗，切开胃壁，将胃石取出。

肠道粪石

胃石进入肠道后可继续变大，形成粪石。粪石有可能造成肠管堵塞，最常在小肠内出现堵塞，这种情况叫作粪石性肠梗阻。患者会出现腹痛、腹胀、呕吐、不放屁、不排便等不适。粪石如果压迫肠道，可造成肠壁水肿、缺血，甚至导致肠管坏死、穿孔，引发弥漫性腹膜炎，危及生命。

粪石性肠梗阻的治疗手段包括保守治疗和手术治疗。保守治疗的手段如禁食水、胃肠减压、补液、灌肠、营养支持治疗等，让粪石自行排出体外。如果保守治疗的效果不好，粪石排不出去，或者患者已经出现肠坏死、肠穿孔等情况，就需要手术治疗，切除病变肠管，将粪石取出来。

所以，像柿子、黑枣等富含鞣酸的食物，大家一定不能多吃。曾医生建议这样吃：

（1）餐后食用，不要空腹吃柿子。

（2）一天吃一个柿子，不要贪多，尤其是老年人、小孩等消化功能弱的，或者既往做过胃肠道手术的人群，吃柿子要更加注意。

（3）柿子最好不要与高蛋白的食物一起食用，例如牛奶、鱼、虾、螃蟹、鸡蛋等，蛋白质与鞣酸发生

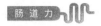

反应，更容易形成胃石。

（4）不要吃柿子皮和不熟的涩柿子。有朋友喜欢吃柿
子皮，曾医生不建议大家这样吃，因为柿子的鞣
酸大多集中在柿子皮中，而且不熟的柿子的鞣酸
含量更多，吃了之后更容易形成胃石。

总而言之，柿子好吃，但切忌贪多，为了身体健康，大
家要适时吃，少吃。

经常灌肠对身体有没有危害？

读者问，灌肠用什么水最好？自来水、矿泉水，还是生理盐水？灌肠会不会导致肠道菌群失调？女士灌肠的话，灌多少水合适？灌多了好像会让人腹泻？……接下来，曾医生就来讲一讲怎样灌肠最合理。

灌肠是临床中常用的一种治疗手段，主要目的是帮助大家排便或者清理肠道。比如做肠道手术之前，做肠镜检查之前，或者便秘严重时，灌肠就是一种非常好的治疗手段。

对于有顽固性便秘的老年人，长期便秘，吃各种泻药或者使用开塞露都效果不好，灌肠就是一种比较好的治疗手段，因此有些人会在家里自己长期灌肠。在临床中，常用的灌肠水是肥皂水、生理盐水。患者自己在家里灌肠的话，我建议选择生理盐水，它的渗透压跟人体内的渗透压是一样的，更安全。

那么，灌肠会不会导致肠道菌群失调呢？目前没有研究表明灌肠会导致这样的结果。灌肠的目的是促进排便，主要是灌直肠这一段，而大量的肠道菌群聚集在直肠上面的结肠。所以，一般来讲，灌肠对肠道菌群的影响是很小的。

灌肠每次灌进多少液体合适？这可能要因人而异，患者可以先从两三百毫升开始，慢慢增加用量。将液体灌进去以后，患者不要马上去厕所，尽可能地憋一段时间。灌进去的液体可以软化大便，刺激肠道产生排便反应，等到你实在憋不住了，再去厕所排便。灌肠的核心目的就是把积攒在直肠甚至乙状结肠里的大便排干净，所以用最少的水把大便排空就行，如果效果不好，你可以再增加水量。

灌肠，具体要怎么操作呢？患者取左侧卧位，千万不要紧张，不要焦虑，深呼吸，放松心情，用液体石蜡把灌肠管外侧充分润滑，然后将灌肠管轻轻地插进去，插入深度为7～10厘米。插入的时候一定要特别轻柔，患者如果出现了腹痛等不适症状，立刻停下来，不要插得太深，千万不要损伤直肠黏膜，或者造成肠穿孔，这是非常危险的。

患者插入灌肠管的时候看不到里面的情况，属于盲插，所以要特别小心。当灌肠管插入的深度差不多够了时，便可以慢慢地滴灌肠水进去，等灌肠水滴完，再轻轻地把灌肠管拔出来。之后患者要收缩肛门括约肌，憋住，最好能憋

10～20分钟，再去排便。

患者如果在排便的时候出现腹痛、便血、腹胀、发热等症状，一定要及时告诉医生，让医生具体判断。

溃疡性结肠炎复发，可能终身难以治愈

有个读者跟我说他的溃疡性结肠炎复发了，非常影响日常生活，他打算辞职。那么，溃疡性结肠炎到底是一种什么样的病？接下来，曾医生给大家详细讲讲。

溃疡性结肠炎的症状

溃疡性结肠炎也叫溃疡性大肠炎，在我国并不是一种高发病，在欧美国家高发。它是一种自身免疫性疾病，也就是说溃疡性结肠炎跟免疫功能失调有关，免疫细胞可能会攻击肠道，引起肠道炎症，溃疡性结肠炎还有可能跟肠道菌群失调有关，这两方面失调都会诱发溃疡性结肠炎。溃疡性结肠炎，顾名思义就是我们的肠道里有溃疡。

溃疡性结肠炎会表现出的临床症状，最常见的就是腹泻，排便次数增多，一天可能会排便五六次，十次甚至几十次。除了腹泻，还有便血，可能伴有黏液、脓液。黏液脓血便是溃疡性结肠炎的典型症状之一。

此外，溃疡性结肠炎还有一些症状，比如腹痛、腹胀、发热、贫血、体重减轻。它还可能有其他器官病变，比如眼睛出现虹膜炎、结膜炎，皮肤出现结节性红斑、坏疽性脓皮病等，肝脏出现脂肪肝、原发性硬化性胆管炎，骨骼出现骨关节炎……这些之所以都有可能发生，是因为溃疡性结肠炎是一种全身免疫性疾病。

溃疡性结肠炎有三个特点。第一个，病程很长，溃疡性结肠炎像高血压和糖尿病一样，患者一旦得了，可能终身都会携带这个疾病。第二个，溃疡性结肠炎很容易反复，患者可能好了一段时间，但只要稍不注意，这种疾病就会再次发作。第三个，无法治愈，这种疾病只能控制住症状，以目前的医疗手段患者有可能终身都无法治愈。所以，溃疡性结肠炎被世界卫生组织列为难治性疾病。

溃疡性结肠炎的治疗

溃疡性结肠炎一般好发于20～50岁的中青年。

得了溃疡性结肠炎，患者应该怎么治疗？溃疡性结肠炎根据严重程度，分为轻度、中度和重度，还有爆发性溃疡性结肠炎。轻度和中度的溃疡性结肠炎患者，首选口服药物治疗，如果还有直肠病变的话，患者可以进行灌肠治疗。患者可选择氨基水杨酸制剂等口服药物，比如美沙拉嗪、柳氮磺吡啶，或者直肠给药的栓剂。

如果病情比较严重，需要快速控制症状，患者就可能要使用糖皮质激素或者免疫抑制剂，抑制身体过强的免疫反应，还有可能要使用生物制剂，如抗肿瘤坏死因子制剂。

在溃疡性结肠炎患者的症状得到控制后，医生会根据患者的病情决定患者是否需要长期用药。很多患者都需要长期维持药物治疗，终身定期复查，而且溃疡性结肠炎患者比普通人得结直肠癌的风险高，尤其是全结肠炎患者，他们患结直肠癌的风险是普通人群的5～15倍。所以溃疡性结肠炎患者需要定期做肠镜，尽早发现异常并尽早处理，效果最好。

菌群移植，是"吃"大便？

如果药物控制溃疡性结肠炎的效果不好，患者可以考虑一些比较新的疗法。其中一种就是菌群移植，又称"粪便移植"，就是把正常人的大便通过肠镜移植到溃疡性结肠炎患者的肠道里面。因为溃疡性结肠炎有可能是肠道菌群失调引起的，所以把正常人的大便移植到溃疡性结肠炎患者的肠道里面是有可能取得非常好的疗效的。这一观点已经在一些临床实验中得到了证实。当然，菌群移植并不是让患者直接吃大便，捐赠者的粪便要经过特殊处理，将里面的微生物移植到患者的肠道中，可以通过口服胶囊或借助肠镜、鼻肠管等多种方式进行移植。

但是这个疗法还处于初步的临床研究中，没有被广泛地使用。

溃疡性结肠炎严重时要切除整个大肠

如果溃疡性结肠炎患者的病情特别严重，有可能需要切除整个大肠，这样患者就不会出现溃疡性结肠炎反复发作的情况了。这个办法适用于病情比较严重的患者，因为溃疡性结肠炎在发展的过程中有可能会引发比较严重的并发症，比如大出血、肠穿孔、严重的爆发性溃疡性结肠炎。患者如果每天排便的次数超过10次，伴有严重的腹痛、腹泻、发热等症状，或者肠管穿孔、溃烂，就需要做手术了。

从长期观察来看，溃疡性结肠炎容易癌变。如果溃疡性结肠炎患者的病变累及整个结肠，结肠发生癌变的概率就是正常人的5～15倍，非常危险，需要定期复查。如果结肠已

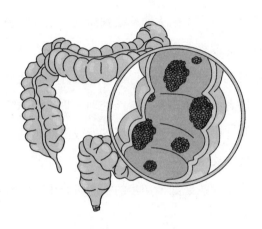

经癌变了，患者需要做手术把整个大肠都切掉。

　　但是，切掉大肠会影响患者日常生活的质量。患者没有大肠了，就无法正常排便，该怎么办？此时患者就需要做一个造口，把小肠跟肚皮缝在一起，在肚皮上做一个造口，外面接一个造口袋，让大便排到造口袋里。

　　虽然患者有了造口袋，但没有大肠就意味着患者不能控制排便时间，需要每天观察造口袋，如果造口袋满了，患者就要更换造口袋。而且大便容易污染皮肤，患者还要特别注意护理好皮肤，不然容易导致皮肤发炎。

　　所以，不到万不得已，大部分溃疡性结肠炎患者都不会选择做全结肠切除手术，因为创伤很大，非常影响生活质量。

经常腹泻，应该怎么办？

很多朋友可能有类似的经历，经常腹泻，这是怎么回事呢？应该怎么调理？

每天排便3次以上，持续时间至少4周，这种频率的腹泻，可能是慢性腹泻，还表现为大便中的水分增加，排出的大便不成形，呈稀便。慢性腹泻的病因可以分为两大类：器质性疾病和功能性疾病。在这篇文章，我们先重点讲讲器质性疾病，下一篇再讲功能性疾病。

器质性疾病

器质性疾病指的是可以找到明确病因的疾病，这些病因可以引起生理、结构或生化的异常。

以下这些常见的器质性疾病可以导致慢性腹泻。

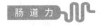

1.炎症性肠病

炎症性肠病包括克罗恩病和溃疡性结肠炎，这两种疾病与肠道免疫失衡及肠道菌群失调有关。克罗恩病的炎症反应可以累及整个胃肠道，但更多表现为累及小肠。患者会出现腹痛、腹泻、发热、体重减轻等症状。

溃疡性结肠炎主要累及大肠，临床表现为腹部绞痛，腹泻，大便带血和黏液。患者还可能出现发热、乏力、体重减轻等全身症状。

2.慢性感染性疾病

肠道被细菌、真菌、寄生虫等病原体感染，可以发展为慢性肠炎，令人长期腹泻。常见的病原体有艰难梭菌、弯曲杆菌、阿米巴原虫、白假丝酵母菌等。

3.药物性腹泻

很多药物也有令人腹泻的副作用，例如红霉素、二甲双胍、甘露醇等。如果你在使用某些药物后出现腹泻的情况，就要先考虑药物的影响。

4.胃肠道消化吸收不良

各种原因导致的消化吸收不良也可以引发腹泻,因为食物的营养成分未被完全消化吸收,大便的水分含量增加,会形成稀便,导致腹泻。常见的病因有甲亢、乳糖不耐受、慢性胰腺炎、乳糜泻等。经历胆囊切除术或胃肠道手术的患者术后也会腹泻。对营养成分的消化吸收不良,可导致大便中的蛋白质或者脂肪增多,从而形成恶臭的大便。

慢性腹泻患者应该做什么检查?

慢性腹泻患者应该到消化内科就诊。医生会详细了解你的病情,根据病情让你做相应的检查,例如血常规、大便常规和隐血试验、甲状腺功能检查、粪便微生物学检测、乳糜泻血清学检查、肠镜检查、腹部CT或核磁共振检查等。化验大便可以了解你有没有肠道寄生虫、菌群紊乱、脂肪泻等情况;抽血化验可以了解你有没有贫血、甲亢、乳糜泻等情况;肠镜检查可以直观地观察肠道内有没有长息肉、肿瘤,有没有溃疡、炎症等情况;腹部CT或者核磁共振等影像学检查可以了解你有没有胰腺炎、肿瘤等情况。

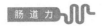

治疗原则

1.病因治疗

治疗慢性腹泻的关键在于找到病因，针对病因治疗可以起到立竿见影的效果。例如乳糖不耐受患者，需要限制乳制品的摄入；寄生虫感染患者，需要使用抗寄生虫的药物；服用某种药物导致的腹泻，患者需要停用该药物，或者换用其他可替代的药物；慢性胰腺炎患者由于消化酶分泌不足，也会腹泻，需要补充消化酶。

2.支持治疗

支持治疗主要为控制饮食，进食干净的食物，不去卫生条件差的餐馆就餐；清淡饮食，避免吃辛辣刺激性食物，避免高油高脂饮食；少量多餐，多进食易消化、易吸收的食物。患者如果在进食某种食物后腹泻加重，就应该尽量避免进食这种食物。

3.对症治疗

许多药物可用于缓解腹泻，例如盐酸洛哌丁胺、蒙脱石散、活性炭、盐酸小檗碱等。患者需切记要在医生的指导下服用相关药物。如果患者合并有焦虑、抑郁等心理疾病，就需要在医生的指导下服用抗焦虑、抗抑郁的药物。

总而言之，慢性腹泻只是一种常见的临床表现，而很多疾病都可以导致慢性腹泻。治疗的关键在于找到病因，针对病因治疗，再配合饮食及对症治疗，大部分患者都可以取得很好的治疗效果。

🩺 肚子不舒服，又查不出原因，是怎么回事？

经常有患者来门诊看病，说自己肚子疼，还常腹胀、反酸、恶心，还有便秘、腹泻、大便不成形等症状。他们来医院后也做了各项检查：化验大便，查血常规，做彩超、CT或者胃肠镜等检查。凡是能做的检查，他们都做了，但什么问题都没有发现，所有的检查结果都是正常的。

做了一大堆检查，什么问题都没有发现，但患者又说自己确实存在胃肠道疾病的症状，这是怎么回事呢？

患者的这种情况很有可能是功能性胃肠病，也叫胃肠道功能紊乱。胃肠道功能紊乱，是一大类疾病，表现为：患者做胃肠镜检查往往找不到确切的病因；肠道里没有肿瘤，没有息肉，没有溃疡或者炎症；也可以排除全身性疾病对胃肠道的影响，例如甲亢、甲状腺功能减退、糖尿病等。功能性胃肠病最常见的是肠易激综合征。

功能性胃肠病的病因

功能性胃肠病的确切病因目前还不是很清楚，可能与以下因素有关系。

第一，精神因素。胃肠道是非常容易受情绪影响的，功能性胃肠病患者往往有抑郁、焦虑、长期失眠、紧张、精神压力大等问题，这些问题会让患者陷于不良情绪中，进而影响胃肠道的功能。例如面对考试、面试等重要事件，患者更容易出现腹痛、腹胀、腹泻等症状。

第二，胃肠动力异常。功能性肠胃病患者尽管没有胃肠道占位性病变，但是胃肠动力可能会出现异常。有的患者胃肠动力减弱，表现为胃肠道蠕动慢，胃排空延迟，胃十二指肠运动不协调，会出现消化不良、便秘等症状。有的患者胃肠道功能亢进，胃肠道蠕动过快，消化道排空速度变快，会出现腹痛、腹泻、大便不成形等症状。

第三，内脏感觉神经异常。胃肠道的运动受到植物性神经的支配，主要是受交感神经和副交感神经支配。在交感神经兴奋的时候，胃肠道功能会受到抑制，胃液和肠液的分泌量减少，胃肠道运动变慢；在副交感神经兴奋的时候，胃肠道蠕动加快，消化液的分泌量增加，有利于胃肠道对食物的

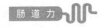

消化吸收。

在正常情况下，交感神经和副交感神经配合默契，保证消化道功能正常运行。神经功能如果紊乱，可以造成肠道运动失调，进而使患者出现便秘或者腹泻等症状。

第四，对食物不耐受或者过敏。胃肠道不适，不一定是由于胃肠道本身出问题了，也可能是由于身体对某些食物不耐受，所以人在进食后出现一系列不适。例如有人对乳糖不耐受，有人对麸质过敏，他们分别进食含有乳糖、含有麸质的食物，之后可出现腹痛、腹泻等症状。

胃肠道功能紊乱的两类状况

消化不良

消化不良一般是由于胃肠动力不足、胃排空延迟，患者常常表现出腹胀、恶心、嗳气、反酸、腹痛等症状。患者在饱餐后症状明显，不能吃太多，吃多了就难受，还会出现便秘等症状。

消化不良患者，需要少食多餐，每餐吃六七分饱，吃容易消化的食物，不吃难以消化的食物。此外，患者还可以吃一些增加胃肠动力的药物，例如莫沙必利、吗丁啉等，也可以口服一些促消化的酶类，例如胰酶制剂。

胃肠道功能亢进或者肠易激综合征

胃肠道功能亢进和肠易激综合征患者，胃肠道很敏感，受一点刺激就会出现不舒服。例如在受凉或吃辛辣刺激性食物后，患者常常会出现腹痛、腹泻、大便不成形、排便次数增多等症状，还有极少的患者会出现便秘，或便秘与腹泻交替的症状。

这些患者需要避免着凉，不吃辛辣刺激性食物，避免情绪激动。腹泻患者可以口服止泻药，例如盐酸洛哌丁胺、蒙脱石散等；腹痛患者，可以口服一些解痉止痛的药物，例如匹维溴铵、奥替溴铵、马来酸曲美布汀等。

总而言之，功能性胃肠病在我国是一种非常常见的疾病。大家如果出现了前面提示的这些症状，首先要去医院检查，排除胃肠道器质性疾病；然后根据不同的症状，选择不同的治疗方案。无论是消化不良，还是胃肠道功能亢进或肠易激综合征，大家都需要保持好心情，注意饮食和休息，再配合药物治疗，就可以取得较好的治疗效果。

易误诊的腹痛——结肠憩室炎，肠管像轮胎一样会鼓包

一个人如果经常下腹痛，有时候还伴有发热、便秘、腹泻甚至便血等症状，就有可能是得了结肠憩室炎。

我们的肠管像水管一样，是空心的，而且随着年龄的增长，肠管也可能"老化"，就像轮胎一样，有可能往外鼓包，形成囊样突出，即结肠憩室。憩室可能发炎，引发腹痛。

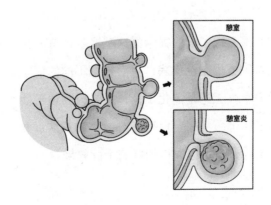

单纯存在结肠憩室被称为憩室病，具体的发病原因目前尚不明确，与遗传、年龄、饮食、吸烟和肥胖等因素均有关。结肠憩室好发于40岁以上的中老年人，随着年龄的增长，发病率会提高。各种原因造成肠管局部薄弱，肠管往外鼓包，形成多个囊样突出。

结肠憩室的危害

大部分结肠憩室对身体没有危害，也不会让人有任何不适。约4%的患者会出现憩室炎，这是由于粪便或者食物残渣可进入憩室，造成肠管局部堵塞，肠管内压力增加，引起发炎、穿孔、脓肿等情况。憩室炎有可能反复发作，引起肠出血、肠梗阻、肠管狭窄、肠瘘等并发症。

结肠憩室炎的临床表现

结肠憩室好发于右半结肠和乙状结肠，急性憩室炎患者常会出现左下腹或者右下腹疼痛，可能伴有发热、腹泻或者便秘，还可能出现便血。结肠憩室炎严重的患者，可能合并有肠穿孔、腹腔脓肿，甚至低血压、感染中毒性休克等症状。

医生为结肠憩室炎患者查体时，患者常伴有局部肌肉紧张、压痛、反跳痛等局限性腹膜炎的症状。

急性憩室炎治愈后，也可能反复急性发作，再次出现上面的症状。也有一部分患者的症状不典型，表现为慢性腹痛、排便习惯改变、腹泻、便秘、便血、持续时间常常超过6个月。

如何诊断憩室炎？

憩室炎需要与急性阑尾炎、结直肠癌、克罗恩病、溃疡性结肠炎、感染性肠炎等疾病鉴别诊断。怀疑自己得了急性憩室炎的患者需要做血常规、腹部CT、腹部彩超等检查，其中最重要的检查为腹部CT，因为腹部CT可以发现结肠憩室，并明确有没有穿孔、脓肿等情况。患者在结肠憩室炎首次发作时，需要排除有无结直肠癌，但是要等结肠憩室炎被治愈6～8周以后，再做肠镜检查。

结肠憩室炎的治疗

单纯的结肠憩室，如果没有症状，是不需要治疗的。对于憩室炎，医生也是首选保守治疗，例如抗生素抗感染治疗、进食流食或者禁食、止痛治疗等。

如果保守治疗无效，或者患者伴有严重的憩室穿孔、腹腔脓肿、感染中毒性休克，或者与阴道、膀胱等器官形成瘘管等情况，则需要手术治疗，清理脓腔，切除病变的肠管——由于是污染手术，所以医生在切除肠管后，一般不做一期吻合，需要做肠造口术。

大部分的憩室炎经过保守治疗后，症状都会消失，中位康复时间为14天，但是约有三分之一的人会出现憩室炎第二次发作，甚至多次发作。第二次发作的憩室炎，仍然首选保守治疗。如果患者反复发作憩室炎、憩室穿孔，或者有慢性、持续性的腹痛，严重影响生活质量，则最好选择手术治疗。研究显示，手术治疗可以降低复发率，并且提高患者的远期生活质量。

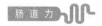

如何预防憩室炎复发？

研究显示，下面的措施有助于降低憩室炎的复发率。

（1）坚持高膳食纤维饮食，可以降低复发率。

（2）戒烟。

（3）运动，减肥，控制好自己的体重。

（4）减少肉类的摄入。

总的来说，结肠憩室炎是引起腹痛的病因之一。大部分结肠憩室炎患者预后良好，保守治疗就能康复，但是部分患者会出现结肠憩室炎反复发作，甚至出现慢性腹痛，严重影响生活质量。

阑尾在哪里？切除后会有什么影响？

得了阑尾炎，往往需要切除阑尾，很多朋友因此非常担心，切除阑尾对身体到底有没有危害？

阑尾在哪里？

阑尾位于我们的右下腹，是一个长条形的器官，像一条蚯蚓一样，长约5～10厘米，直径约0.5～0.7厘米。阑尾与大肠相连，连接处位于大肠与小肠交界的地方，叫回盲部。

阑尾是一个盲管的器官，阑尾与大肠连接的地方是阑尾的根部，有一个开口，而阑尾的尖端是完全闭合的，没有开口。

阑尾在腹腔内侧，我们用手摸不到，但是阑尾在体表有一个投影，称为麦氏点。在阑尾炎发作时，我们用手按压麦氏点，那里会有比较明显的压痛，这是医生诊断急性阑尾炎

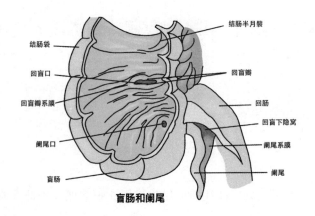

盲肠和阑尾

非常重要的一点。

麦氏点又称阑尾点，位于右髂前上棘与肚脐连线的中外三分之一交界处。髂前上棘是你用手摸骨盆两侧时摸到的最明显、位置最高的骨性结构。在传统的阑尾切除术中，麦氏点也是手术切口的部位。

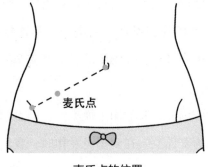

麦氏点的位置

尽管阑尾的根部是固定的，但是阑尾非常"调皮"，阑尾的尖端可以活动。所以，阑尾的解剖位置以阑尾的根部为中心，就像时钟一样在360度范围内的任何位置，这也导致患者在阑尾炎发作时疼痛和压痛的部位可能会有所不同。

阑尾有什么功能？

阑尾的组织结构和大肠的是类似的，从里向外，可以分为四层，分别是黏膜层、黏膜下层、肌肉层和浆膜层。

阑尾的黏膜上皮细胞可以分泌黏液，黏膜层和黏膜下层含有较为丰富的淋巴组织。越来越多的研究显示，阑尾是一个淋巴器官，参与了B淋巴细胞的产生和成熟。B淋巴细胞，简称B细胞，是一种免疫活性细胞，主要执行机体的体液免疫。阑尾的淋巴组织在人出生后开始出现，在人12～20岁的时候达到高峰，有200多个淋巴滤泡，此后会逐渐减少，在人30岁以后淋巴滤泡的数量会明显减少，到人60岁以后会完全消失。

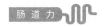

切除阑尾，对身体有什么危害？

这是大家最关心的问题。有人说阑尾是多余的器官，切除了没有任何危害；也有人说阑尾是重要的免疫器官，切除之后，人体的免疫力会降低，肠道菌群会失调。

前面我们已经了解到，阑尾是一个淋巴免疫器官，参与B淋巴细胞的产生和成熟，但是阑尾的长度最长一般只有10厘米、直径不到1厘米，而人的小肠全长4～6米，大肠全长1.5米左右。人的肠黏膜如果展平，总面积可以达到400平方米。与整个胃肠道的长度和面积比，阑尾的可以忽略不计。

人的大肠和小肠黏膜中有非常多的淋巴滤泡和免疫细胞，它们都会参与身体的免疫反应，所以只是切除了阑尾，对身体会有多少影响可想而知。大量的临床数据也表明，阑尾切除以后，并不会增加其他疾病的发病率，或者降低患者的免疫功能。

目前的研究发现，切除阑尾似乎还有一些好处！

一些研究表明，阑尾切除术可能会保护个体免于罹患溃疡性结肠炎。这种疾病容易反复，只能控制，基本无法治愈；长期罹患溃疡性结肠炎，还会显著增加结直肠癌的发病率。

但这种保护作用的机制目前并未研究清楚。有一种假说是，由阑尾切除术引起的黏膜免疫应答改变可能会对溃疡性结肠炎的发病机制造成负面影响。

一项队列研究纳入了212,963例曾于1964～1993年之间接受阑尾切除术的患者，结果表明在20岁以前接受阑尾切除术的患者，罹患溃疡性结肠炎的风险减少了约55%。

总之，阑尾这个器官似乎并没有多大的用处，且大量的临床数据表明，切除阑尾似乎还可以降低溃疡性结肠炎的发病率，所以大家不要纠结阑尾能不能切除，如果得了阑尾炎，需要切除阑尾的话，大家就应该当机立断地切除它。

大便颜色变浅，有可能是最恶性的肿瘤

　　老李今年50岁，他发现自己近一个月以来大便的颜色变浅了，就决定去医院检查下。一检查，结果居然是胰腺癌晚期。不到半年，他就去世了。

　　老李这个案例告诉我们，如果大便的颜色突然变浅了，我们一定要重视，有可能是胆道系统不通畅，胆汁无法到达小肠，胆汁中的胆色素自然也无法影响大便的颜色，导致大便的颜色变浅，呈陶土样大便。

　　引起陶土样大便的疾病有很多，常见的有先天性胆道闭锁、胆道损伤、胆管癌、胰腺癌、壶腹癌、胆管结石等，其中最常见的是胆管结石和胰腺癌。

　　胆管结石常常是胆囊里面的结石掉到胆管里面了，进而引起胆管堵塞，患者会出现腹痛、发热、皮肤变黄等症状。

　　胰腺的导管与胆总管常常会会合在一起，然后共同开口于十二指肠，所以胰腺的肿瘤，特别是胰头部的肿瘤，会造

成胆总管下段堵塞，大便的颜色偏浅，全身皮肤变黄，但往往不会引起明显的腹痛或发热。

胰腺癌还可能伴有消化不良、食欲减退、体重下降、消瘦等症状，晚期可以引发腹痛、腹水等情况。

胰腺癌早期没有明显的症状。等到患者出现黄疸、体重下降、陶土样大便等症状的时候，胰腺癌往往已经是中晚期了，治疗效果差。

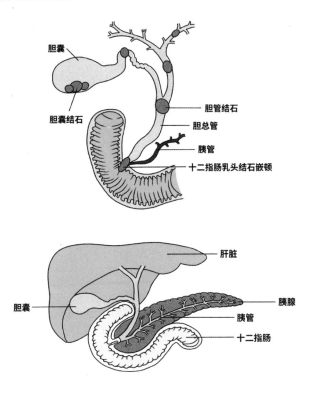

胰腺癌是恶性程度最高的肿瘤，被称为"癌中之王"，对放疗和化疗都不敏感。只有早发现，在胰腺癌早期接受手术治疗，患者才可能取得比较好的治疗效果。

大部分患者发现自己得了胰腺癌的时候，病情就已经是中晚期了，做不了手术，确诊之后基本会在半年之内死亡，5年生存率只有5%～10%。

所以，如果你发现大便的颜色突然变浅了，像陶土的颜色，一定要重视，可能是胰腺癌或者胆管的结石引起的，要尽早去医院检查，明确病因，尽早接受相应的治疗。

🐍 火锅店的餐具中检出大肠菌群，火锅还能吃吗？

　　一则新闻说某火锅店的餐具中检测出了大肠菌群，一经发出便迅速引发舆论关注。你肯定也很好奇，大肠菌群到底是什么样的细菌？餐具上检出大肠菌群，意味着餐具被污染了吗？这些细菌来自哪里？难道是来自排泄物？

大肠菌群是一大类细菌

　　大肠菌群一般只存在于人类或其他恒温动物的肠道或粪便里，它不是一种细菌，而是一大类细菌，其中最常见的是大肠杆菌，还有阴沟肠杆菌、柠檬酸杆菌等。这些细菌为什么会出现在餐具上？在正常情况下，餐厅的餐具中不会检测出大肠菌群，否则就说明餐具被粪便污染了。

　　那么，大肠菌群是怎么污染餐具的呢？途径有很多，比

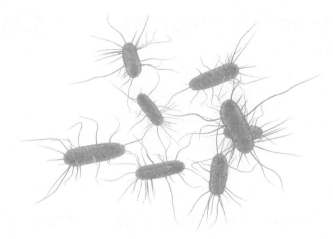

显微镜下的大肠菌群

如食材处理不当，在加工的过程中被污染了；或餐具的储存条件不当，也就是说可能是餐厅的员工上厕所后没有洗手或者没有洗干净，手沾上了粪便，进而污染了餐具；也可能是员工处理食材（例如鸭肠、鸡肠）的时候手沾上了粪便，进而污染了餐具。

大肠菌群的危害

那么，大肠菌群对身体有什么危害？

第一，它会让你觉得很恶心，对吧？大家去餐厅本来是高高兴兴去用餐的，当你得知餐具被污染了，你发现自己不仅用餐了，还把别人的大便吃进去了，会不会觉得恶心？

第二，人人都有大肠菌群，它本来就存在于人的肠道里面。所以你吃进去他人的大肠菌群，除了心理上觉得有点恶心，应该不会有其他特别的不适感，但也有例外。

举个例子，一名餐厅员工今天腹泻了，但是他上班非常积极，还坚持去上班。然而他有点不讲卫生，每次上完厕所之后都不认真洗手，那么他手上就可能沾有其他的细菌。不仅是大肠菌群，还可能会有其他的致病菌，比如痢疾杆菌、沙门氏菌，这些是非常常见的引起人腹泻的细菌。

如果你当天正好去了这家餐厅，你就有可能把这些细菌吃到肚子里去。之后，你就可能会出现腹痛、腹泻、恶心、头晕，甚至便血、发热等症状，严重时会出现电解质紊乱、脱水，乃至中毒性休克，危及生命。

减少外出就餐

讲到这里，你是不是顿时反应过来，为什么有时去外面的餐馆吃饭，吃的时候没觉得不对劲，但第二天却会腹泻？原因有很多，其中一个可能就是你去的那家餐馆卫生条件不

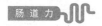

过关，食材或者餐具被污染了。

这就提醒我们，在外面吃饭一定要选择卫生条件好的餐厅。如果无法判断的话，最好是在家里吃，自己买菜、洗菜，自己做饭，这样最安全。

第五章

结直肠癌是最"笨"的癌症

从肠息肉恶变成结直肠癌要经历非
常长的时间，大概有5~10年。在
这么长的时间里，你有无数机会
发现它，只要把早期的肠息肉切
掉，它就不会癌变，你
就不会得结直肠癌了。

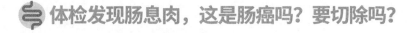

体检发现肠息肉，这是肠癌吗？要切除吗？

有读者说他最近做了体检，发现肠道里面有一个直径为3毫米的息肉，非常害怕，问这是不是肠癌。这位读者不必害怕，直径为3毫米的肠息肉是肠癌的可能性非常小。

如果这位读者还是很担心，曾医生会建议他去做个肠镜检查，把息肉切掉，然后把息肉送去病理科检验，等待病理报告，一般需要7～10天出结果。从我的临床经验及既往的文献资料来看，直径为3毫米的肠息肉几乎不可能是肠癌。

肠息肉要发展到一定程度才会癌变，肠息肉癌变的概率与肠息肉的大小是有明确关系的。一般来讲，直径小于1厘米的肠息肉癌变的可能性非常低，直径大于3厘米的肠息肉就需要高度警惕了，它可能癌变。

听上去肠息肉就像一颗定时炸弹。是的，大部分肠癌都是由肠息肉演变而来的。

肠息肉一定要切除吗？

如果是在给患者做肠镜检查的时候发现了肠道里面有息肉，医生一般会从息肉中取一点组织去化验，以明确诊断。如果活检报告显示这是一个良性息肉，医生会让患者再做一次肠镜把息肉切掉。

也有这种情况，医生在患者做肠镜时发现息肉不大，看着像一个良性息肉，且恶变的概率非常低，那么医生可能会征求患者或家属的意见，直接把息肉切掉。这样，患者就不必过几天再来做肠镜。

所以在一般情况下，在肠镜检查中发现了息肉，医生是更建议把息肉切掉的。

肠息肉不重视，会发展成结直肠癌

有人可能会问：肠息肉如果不切除会怎么样？如果不重视，肠息肉慢慢长大，最终有癌变的可能。通常来说，从肠息肉发展到结直肠癌至少需要5～10年的时间。结直肠内的肿瘤要长到把肠管完全堵死，演变成肠梗阻至少需要两年左右。在这么长的时间里，哪怕去做一次肠镜检查，就可以发现早期的病变，可以及早干预。

曾医生希望各位读者都能够定期去做体检，建议大家从40岁左右开始一定要做一次肠镜检查。如果肠镜检查没有发现异常，你至少在5年以内都可以不用担心大肠会有问题，可以在5年之后再做肠镜检查了。

如果你怕疼，很抗拒做肠镜检查，也可以考虑做大便常规检查、大便隐血试验检查，或者做大便的DNA检测，每年做一次，结果也是比较准确的。如果结果没有异常，可以不用做肠镜检查；如果结果提示有问题，大家还是做肠镜检查最为稳妥。

想要预防结直肠癌，这些食物建议多吃！

结直肠癌目前是我国的第二大癌，每年有超50万人确诊结直肠癌，约24万人死于结直肠癌。而绝大部分的结直肠癌是由肠息肉演变而来的，所以，我们平时要如何预防肠息肉和结直肠癌呢？哪些食物建议多吃呢？

第一种食物是富含膳食纤维和益生元的食物。膳食纤维是碳水化合物中的多糖类物质，不会被小肠消化吸收，主要来自植物的细胞壁，包括纤维素、半纤维素、果胶、抗性淀粉、抗性低聚糖等。膳食纤维可以吸收水分，软化大便，增加大便的体积，促进肠道蠕动，帮助排便。很多研究显示，人体多摄入膳食纤维可以降低结直肠癌的发病率。

还有部分膳食纤维属于益生元，比如低聚果糖、低聚半乳糖、抗性淀粉、β-葡聚糖等。这些膳食纤维可以被我们肠道内的有益菌利用，成为它们的食物，促进有益菌的生长；还可以产生乙酸、丁酸等多种短链脂肪酸，修复我们的肠黏膜屏障，增强我们的免疫力，抑制癌细胞的产生，有利于肠道健康。

下面这些食物富含膳食纤维：

（1）蔬菜和水果。建议餐餐都要吃蔬菜，深色的蔬菜应该占50%，多吃水果，每天摄入200～350克新鲜水果。请注意，果汁不能代替水果。

（2）豆类。豆类的营养丰富，不仅富含蛋白质，还富含膳食纤维，包括大豆类和杂豆类。大豆包括黄豆、青豆、黑豆等；杂豆包括红豆、绿豆、鹰嘴豆、豌豆、芸豆等。《中国居民膳食指南（2022）》推荐每人每周食用105～175克大豆，每天食用15～25克大豆。

（3）谷物。谷物中的膳食纤维也很丰富，尤其是那些没有经过精加工的全谷物，即大家常说的粗粮，比如糙米、小米、玉米、燕麦、全麦、高粱等。建议每天摄入谷物200～300克，粗细结合，适当多吃一些粗粮（全谷物和杂豆50～150克）。

（4）菌藻类和坚果类。菌菇和藻类同样富含膳食纤维，如银耳、木耳、紫菜、口蘑、香菇等；坚果类如杏仁、芝麻、开心果、奇亚籽、南瓜子等，都富含膳食纤维。但坚果里面一般含有比较多脂肪，所以不建议吃太多，每周摄入50～70克，每天一小把就可以了。

第二种食物是富含钙和维生素D的食物。除了补充膳食纤维，补充钙和维生素D也很重要。长期缺乏钙和维生素D与结直肠癌的发病率呈正相关，补充钙和维生素D之后，结肠癌和肠息肉的发病率下降。建议大家每天摄入300克以上的乳制品。此外，豆类，坚果，绿叶蔬菜，鱼、虾等水产品也富含钙，可以适当多吃。

晒太阳可以补充维生素D，建议大家在春、夏、秋季每天11点～15点晒太阳15～20分钟，一周3～4次，尽量暴露自己的手、胳膊和腿。同时，大家也要多摄入富含维生素D的食物，比如三文鱼、沙丁鱼、金枪鱼、动物的肝脏、蛋黄、乳制品等。如果日常饮食中对钙和维生素D的摄入量不够，可以适当服用一些补剂。

第三种食物是富含叶酸的食物。天然叶酸可以抑制多种肿瘤的形成，补充叶酸可以降低结直肠癌和肠息肉的发病率。富含叶酸的食物有绿叶蔬菜、新鲜的水果、动物的肝脏、禽肉、蛋类。

第四种食物是大蒜。大蒜虽然吃起来味道不怎么样，但却是一种非常健康的食物，富含大蒜素。大蒜素具有抗炎、抗菌、预防肿瘤等多种功效。每天吃大蒜可以降低胃癌和肠癌的发病率。如果你喜欢吃大蒜的话，曾医生建议你每天吃一头蒜。

第五种是水产品。相较于猪肉、羊肉等红肉，鱼、虾等白肉更健康一些。鱼肉中的 ω–3 脂肪酸对肠道也大有好处，建议每周吃水产品至少两次，或者总量达到 300～500 克。

第六种是咖啡。各位读者朋友没想到吧，咖啡对肠道也有好处。研究显示，每天喝咖啡可以预防结直肠癌术后复发，并且提高结直肠癌治愈的概率。每天喝 4 杯咖啡，约相当于摄入咖啡因 460 毫克，获益最大。所以，如果你不幸确诊了结直肠癌，并且有喝咖啡的习惯，那你可以坚持喝下去；如果你以前不爱喝咖啡，喝了咖啡会不舒服，那你也没有必要强迫自己喝咖啡。

第七种是发酵食物。泡菜、酸奶、酸菜、乳酪、纳豆、豆豉等发酵食物里面含有比较多的益生菌，可以增加人体肠道菌群的多样性，抑制肠道的炎症反应，对肠道健康是非常有益的。

　　当然了，没有任何一种食物是可以杜绝肿瘤或者治疗肿瘤的。我们提倡的是均衡膳食，并且坚持下去，这样才能让你的胃肠道更健康。同时，各位读者朋友要明白，任何食物都不能够代替药物或者手术治疗，如果你得了肠息肉或者结直肠癌，请谨遵医嘱，接受规范化的治疗。

哪些人容易得结直肠癌？

结直肠癌是我国第二高发的肿瘤。那么，这种癌症在哪些群体中高发？有什么症状？

结直肠癌好发于哪些人群？

1. 如果家族中有结直肠癌患者，你患结直肠癌的概率就会增加；与你在血缘关系上越近的人患结直肠癌，家族中患结直肠癌的患者数量越多，你罹患结直肠癌的概率就越高。

2. 既往有结直肠癌的癌前病变，或者癌前疾病的病史，例如大肠息肉、溃疡性结肠炎、克罗恩病等。

3. 有遗传性癌症综合征，或携带突变基因，例如林奇综合征、家族性腺瘤性息肉病、P-J综合征等。这些疾病的患者存在基因突变，如果携带这些突变基因，患者得结直肠癌的概率会显著增加。例如家族性腺瘤性息肉病，患者如果不做处理，到了50岁，得结直肠癌的概率是100%。

4. 喜欢吃红肉和加工肉。爱吃猪肉、牛肉、羊肉等红肉，以及培根、香肠、腊肉、火腿等加工肉，有可能增加结直肠癌的发病率。每天摄入100克红肉，结直肠癌的发病率增加12%；每天摄入50克加工肉，结直肠癌的发病率增加16%。

5. 肥胖人群，肥胖不仅会增加结直肠癌的发病率，还会增加结直肠癌的死亡率。

6. 吸烟也是造成结直肠癌高发的因素。吸烟会增加肠息肉的发病率，还会增加结直肠癌的发病率。吸烟会让结直肠癌发病率增加18%，死亡率增加25%。

7. 长期大量饮酒，也会增加结直肠癌的发病率。

8. 胆囊切除术后的患者。胆囊切除之后，右半结肠癌的发病风险会小幅度增加（增加16%），而远端结直肠癌的发病风险未增加。

9. 接受过腹部放疗的人群。儿童时期接受过腹部放疗的患者，在成年后得胃肠道肿瘤的风险会明显增加。研究显示，有前列腺癌放疗史也会增加结直肠癌的发病率。

10. 有糖尿病和胰岛素抵抗。研究显示，糖尿病患者得结肠癌的风险比正常人高38%，得直肠癌的风险高20%。

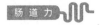

排便发现异常时要提高警惕

早期结直肠癌并没有什么特异性症状，所以患者只有通过做肠镜检查，或定期体检才能发现早期结直肠癌。但如果你排便出现以下五项异常，就一定要提高警惕，尽早去医院检查。

第一项，出现便血或者黑便。结肠癌和直肠癌会引起肠道破溃出血，导致黑便或者大便带血，还伴有黏液和脓液。当然，除了结直肠癌，还有很多疾病可以引起便血，例如痔疮、肛裂、肠息肉等。

第二项，排便习惯发生改变。结直肠癌会引起患者的排便习惯改变，突然间出现便秘、腹泻，或者腹泻与便秘相交替。

第三项，大便变细。肿瘤在肠管里面生长，会造成肠腔狭窄，引起大便变细，排便困难。除了结直肠癌，肠息肉、痔疮、炎症性狭窄等疾病也可能造成大便变细。

第四项，肠梗阻。肿瘤进一步生长，可以引起肠管堵塞，大便无法通过，进而引发肠梗阻，让人腹痛、腹胀、无法排气、排便，严重时可导致肠管破裂、肠穿孔，危及生命。

第五项，直肠刺激征的症状。直肠癌会导致直肠刺激征的症状，包括腹泻、腹痛、腹胀，以及排便次数增多，但每次排便量很少，有排便不尽的感觉。

如果你出现了上述症状，应该及早去医院检查。医生会根据你的情况，让你做相关检查。

结直肠癌是最"笨"的癌症，如何有效预防呢？

实际上，结直肠癌是一种最"笨"、最好预防的癌症，因为从肠息肉恶变成结直肠癌要经历非常长的时间，大概有5～10年。在这么长的时间里，你有无数机会发现它，只要把早期的肠息肉切掉，它就不会癌变，你就不会得结直肠癌了。

结直肠癌的发病与遗传因素有关，遗传因素是我们左右不了的，但是结直肠癌与环境和个人的生活习惯也有非常大的关系，后者是我们可以改变的。

第一，控制体重。超重和肥胖人群更容易患结直肠癌。

第二，控制饮食。研究显示长期吃红肉和加工肉，结直肠癌的发病风险是会增加的。

加工肉是一类致癌物，红肉是二类致癌物，所以这些肉可以吃，但是不能天天吃，要适量。

第三，控制血糖。糖尿病患者比正常人患结直肠癌的风险高。

第四，多吃新鲜的蔬菜、水果、粗粮等富含膳食纤维的食物。高膳食纤维饮食可以显著降低肠息肉和结直肠癌的发病率。

第五，要适当运动。适量的运动有助于控制体重，也可以降低结直肠癌的发病风险。

第六，不要抽烟，不要喝酒。这一点非常重要。抽烟和喝酒也会增加结直肠癌的发病风险。

第七，借助药物降低结直肠癌的发病率，最常用的药物是阿司匹林。阿司匹林是一种治疗心血管疾病的药物，它对预防癌症也有非常好的效果。研究显示，长期服用阿司匹林可以降低肠息肉和结直肠癌的发病率20%～40%，这个效果是非常显著的。

但是，要长期服用阿司匹林的话，你必须确保自己没有胃肠道溃疡、出血性疾病，对阿司匹林不过敏。

要预防结直肠癌，最有效的办法就是及早发现肠息肉。所以我反复强调，给大家普及去做肠镜检查的必要性——肠镜可以发现早期的息肉、早期的结直肠癌，是筛查结直肠癌非常好的手段。

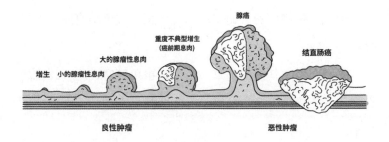

腺瘤性息肉是癌变可能性很高的息肉类型之一

　　如果肠镜检查没有发现问题，之后至少5年内你可以放心，基本不会得结直肠癌。你还可以这么想，做一次肠镜的"有效期"是5年，5年之内可以不用再做肠镜检查，那么结直肠癌的筛查成本也不高嘛。希望你可以了解这样的健康知识，也多多跟家里的长辈、亲人交流。

一个小小的检查，就可以发现早期直肠癌

　　大家去做体检的时候，经常会遇到一个检查叫直肠指诊吧，但是很多人会觉得不好意思或者怕痛就拒绝了。实际上不好意思是完全没有必要的，这个检查非常重要，可以发现80%以上的早期的直肠癌及直肠息肉。

　　有一天，我出门诊看了80多个患者，非常欣慰的是有一个患者来找我做直肠指诊。我问他有没有什么不舒服，他说没有，是因为平时在网上看我的科普视频，所以想来做一次直肠指诊检查，看看自己有没有肠息肉，有没有得肿瘤。他是当时很长一段时间里第一个找我做直肠指诊的患者，太"罕见"了，非常值得鼓励。

　　那么，直肠指诊要怎么做呢？我来简单介绍一下，下图就是直肠指诊常用的姿势，叫膝胸位：患者跪在检查床上，把裤子褪下来，把屁股抬高就行了。

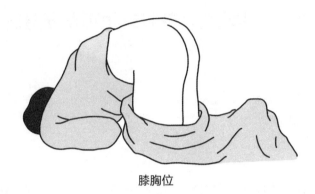

膝胸位

医生首先会观察患者的肛门周围有没有痔疮，有没有直肠黏膜脱垂出来，有没有分泌物，有没有肛瘘，等等；然后就要戴上手套，将液体石蜡涂抹到手套外侧、患者的肛门外部（液体石蜡有非常好的润滑效果，可以减少检查过程中的不适），再轻轻地把手指伸到直肠里面。这个过程实际上不会让患者有很明显的痛感，医生的手指才多粗，比你的大便细多了。但是，人的手指长度有限，只能触诊到距离肛门七八厘米的直肠，如果直肠癌组织距离肛门的位置较远，直肠指诊的过程中就会出现直肠癌漏诊。

直肠癌摸起来是一个硬硬的肿物，手指推不动，而且手套上可能会有血迹；直肠息肉是直肠内黏膜凸向肠腔的隆起性病变，是黏膜表面的肿物，质地中等；痔疮摸起来是比较柔软的痔团。三者之间有很明显的差别，有经验的医生一摸就知道了。

　　各位读者朋友如果怀疑自己有肠道方面的问题，可以考虑每年做一次直肠指诊检查，及早发现直肠息肉，及早切除，防止癌变。做直肠指诊的话，各位来医院挂一个普外科或者肛肠科的号就可以了。

🪱 肛门里面也能长乳头?!肛乳头需要治疗吗？会不会癌变？

是的，你没有看错，肛门里也能长乳头，叫作肛乳头。有的朋友体检的时候会发现自己有肛乳头瘤，那么肛乳头和肛乳头瘤有什么区别？肛乳头瘤会不会癌变？应该怎么治疗？

什么是肛乳头？

肛乳头是长在肛管皮肤与直肠黏膜交界处的小凸起，可以是一个，也可以是多个，健康人也会有，且文献资料显示，健康成年人出现肛乳头的概率为29.55%。

肛乳头如果增生和肥大，直径超过1厘米，就称为肛乳头瘤、肛乳头肥大或者肛乳头增生。

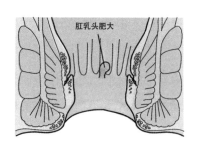

为什么会出现肛乳头？

研究显示，肛乳头是部分人先天发育不完全，出现的残留物。也就是说，出现肛乳头是一种正常的情况。肛乳头长在直肠和肛管皮肤交界处，这里有开口向上的肛窦，容易造成大便聚集，引发感染，出现局部炎症和损伤。在两者刺激之下，肛乳头出现水肿、炎症、肥大和增生，末端纤维化，进而形成肛乳头瘤。

肛乳头瘤有什么症状？

大部分肛乳头瘤不会让人不舒服，直径也不大，一般为1～2厘米，当然也有直径很大的，可能大于5厘米。如果肛乳头瘤增大，也可能让人出现异物感、肛门坠胀、疼痛、排便不尽感等不适。

增大的肛乳头瘤可以从肛门里掉出来，掉到肛门外面，造成溢液、肛周潮湿、瘙痒等不适，巨大的肛乳头瘤还可堵塞肛门，造成排便困难。

肛乳头瘤如何诊断？

肛乳头瘤的诊断很简单，患者一般没什么症状，大部分是通过体检发现的。医生在为患者做直肠指诊的时候，可在直肠和肛管交界的齿状线处扪及一个或者多个小肿物，质地较硬，不易出血。如果患者做肛门镜检查，医生则可以直视肛门、部分直肠黏膜，看见一个或者多个小肿物，长在直肠与肛门交界处，表面覆盖皮肤，颜色发白或者较浅。

肛乳头瘤与直肠息肉和内痔如何鉴别？

肛乳头瘤需要与直肠息肉、内痔鉴别诊断。

直肠息肉是生长在直肠黏膜上面的，也就是在齿状线以上的部位，长在直肠上，息肉表面是黏膜组织，不是皮肤，所以颜色鲜红，质地脆、软，触之易出血。直肠息肉有癌变的可能，直径越大，越容易癌变，在检查中发现后患者应该尽早切除。

内痔是齿状线以上的直肠黏膜淤血形成的，是静脉曲张形成的柔软的静脉团块。内痔可以脱出肛门，一般呈紫红色，表面为黏膜组织，触之易出血。

肛乳头瘤会癌变吗？应该如何治疗？

关于肛乳头瘤是否会癌变，目前有一定争议，但主流观点是肛乳头瘤不会癌变，或者癌变的可能性极小，属于一种良性疾病。

如果你的肛乳头瘤很小，你也没有什么不舒服，可以不用处理，密切观察，有不适随时就诊即可。

如果你的肛乳头瘤引发不适，例如肛门坠胀、有排便不尽感、瘙痒等，或者肛乳头瘤经常掉到肛门外面，那你可以做一个小手术，切除肛乳头瘤。单纯的肛乳头瘤切除术，只需要局部麻醉，对患者来说痛苦小，术后恢复也快。如果是慢性肛裂合并肛乳头瘤，或者混合痔合并肛乳头瘤，你可以在处理肛裂或者痔疮的时候，切除肛乳头瘤。

便血没有引起重视，癌细胞沿直肠长了一圈

我在门诊曾接待了一对母女。患者是母亲，当时60岁，两年前从外地来北京给女儿带外孙，大概一年前出现了便血的症状，但她没有告诉女儿，怕给女儿添麻烦，一直也没有来医院看病。

但是就诊前一两个月便血的症状越来越严重，大便中的出血量越来越多，还伴有其他症状：排便次数增多，一天排便七八次，每次排便又排不出多少，排便困难，肛周疼痛，就诊前半年体重下降了大概5千克。女儿一直以为是母亲带外孙累瘦了，也没有带母亲去做体检。

这位母亲后来腹部实在不舒服，来医院看病。我给这位母亲做了一次直肠指诊，发现距离肛门只有两三厘米的地方长了一个肿块，而且这个肿块在直肠内长了一圈。我判断这个肿块已经长了很长时间，正是这圈肿块导致肠管狭窄，我

的手指没办法再伸进去，肿物很坚硬，推不动。

手指退出来后，我发现手套上面有血，这是直肠癌的典型症状。从这位母亲的种种症状来看，她的病情肯定不是早期的直肠癌。肿瘤距离肛门又这么近，此时如果做手术，肛门很可能就保不住了，患者以后还要长期戴一个造口袋，日常生活会有很多不方便，治疗费用也会比较高。

如果她在一年前，有便血症状时就来医院做检查，当时的肿块也许是一个比较大的息肉或者是一个早期的肿瘤，做局部切除治疗就可以了，而且预后效果会更好，可能也不需要做放疗、化疗这些辅助治疗，治疗费用也会比较少。

这不就像很多中国父母吗？怕给子女添麻烦，怕让子女花钱，身体不舒服也不说，一直忍着，忍到后来小病变成大病。我的读者大部分是年轻人，希望你们看完这篇文章后，可以跟自己的父母聊一聊他们最近的身体状况，告诉老人如果身体不舒服，一定要及时说，及时就医。

有时间的话，各位读者朋友可以带父母去做一次全面的检查，要知道很多疾病只要早发现，早治疗，就可以取得非常好的治疗效果。

大便隐血试验检查可以发现结直肠癌吗？

有读者发给我一个视频，内容主要是只要花几块钱化验大便就可以检测出患者是否得了结直肠癌，但医院却不告诉患者，反而推荐患者去做更贵的肠镜检查。读者问："这是真的吗？不是说肠镜检查才是筛查结直肠癌的金标准吗？"我看了他发来的视频，视频内容不完全正确，有几个问题需要进一步地探讨。

首先，大便隐血试验确实是筛查结直肠癌的一项检查，它有优点，也有缺点。优点是很简便、很便宜，只要患者留取一点大便去化验，看看大便里有没有血液，以此来推断肠道有没有问题，一年做一次即可。但是大便隐血试验检查也有非常明显的缺点。大便隐血试验只能发现肿瘤，不能够发现早期的肠息肉。而绝大部分的结直肠癌是由肠息肉发展而来的，所以，只有及早发现肠息肉，把肠息肉切掉，才能够预防结直肠癌，降低结直肠癌的发病风险。

那么，大便隐血试验发现肠息肉的概率是多少呢？只有20%左右，因为肠息肉长到足够大以后，才容易出现表面糜烂和出血。大便隐血试验发现的还是一些比较大的，属于进展期的肠息肉，这时的肠息肉有可能会出血。早期的肠息肉根本不会出血，通过大便隐血试验是发现不了的。

回想一下，你每年去体检的时候是不是都有化验大便这一项？这项检查并不是多么稀缺，医生也经常开大便隐血试验检查，所以不存在医生不告诉患者的情况。大便隐血试验检查只能发现癌症和进展期出血的肠息肉，发现不了早期的肠息肉，因此用它来诊断肠癌的准确度是要打折扣的。

即使大便隐血试验的结果是阳性，患者还是需要做肠镜才能够明确诊断有没有得癌症，因为大便隐血试验的结果为阳性，患者也不一定就是得了肠癌，还可能是得了溃疡性结肠炎、克罗恩病、消化性溃疡、痔疮、肛裂、急性肠道感染或肠息肉等疾病。患者还是要做肠镜检查，肠镜可以观察整个大肠，明确有没有长息肉或者肿瘤。

总的来说，想要发现早期肠息肉，在肠息肉癌变之前就把它切除，最有效的方法还是做肠镜检查，只有肠镜检查能够比较准确地发现早期的肠息肉，哪怕只有三四毫米这么小。如果你做肠镜检查没发现问题，至少5年之内都不必担心会得结直肠癌。

那个读者发给我的视频，很明显是歪曲事实。现在有一些科普博主为了流量和噱头，故意制造矛盾，把医生和患者放到对立面，然后批评医生，实际上他们主要是为了博点击率、关注率，内容带有很强的煽动性和误导性。希望大家了解真实、准确的医学知识，不要被误导。

⚕ 大便不成形，是肠癌的前兆吗？

大便不成形是肠癌的征兆吗？正常的大便是什么样的？

其实大便是有标准形状的。布里斯托大便分类法（请看第75页）将大便的形状分为七型，第四型是最理想的大便形状，像香蕉一样，表面光滑，含水量适中。第一、二、三型含水量较少，大便干、硬，不易排出。第五、六、七型的水分含量逐渐增多，大便逐渐变得不成形。第七型完全是水样便。

偶尔一两次大便不成形一般没问题，可能与饮食有关。如果长期大便不成形，是怎么回事呢？事实上，凡是影响肠动力，影响食物消化吸收的因素，都可能导致大便不成形，可大致归纳为以下几方面。

1.肠功能亢进

各种因素导致胃肠道蠕动速度增加，肠动力亢进，食物在肠道内停留的时间过短，没有被很好地消化，各种营养成分和水分没有被充分吸收，最后大便中的水分过多，大便不成形。

甲亢、肠易激综合征、肠炎等疾病都可以导致肠动力增强。如果你本身的肠功能比较强，大便不成形就是一种正常的生理情况。如果你受到寒冷刺激，也可能出现肠动力一过性变强——很多人在受凉后会腹泻。如果是疾病导致大便不成形了，你只要治愈原发病，就可以改善大便不成形的情况。同时，注意饮食，多吃一些好消化的食物，少吃难以消化的食物。

2.消化功能弱

如果各种因素导致我们的消化吸收能力变弱，或者进食太多难以消化的食物，令肠道内残留过多食物残渣和营养成分，也会导致大便松散，影响肠道对水分的吸收，最终使得大便不成形。

此时我们可以适当补充一些消化酶，促进脂肪、蛋白质、碳水化合物等物质的消化吸收。同时，我们也要避免进食难以消化的食物，例如油炸食物、烧烤食物等高脂肪食物。

3.肠道炎症

引起肠道炎症的疾病在广义上有很多，例如各种细菌、病毒的感染可引起急慢性肠炎，以及自身免疫性肠炎，例如克罗恩病、溃疡性结肠炎等。这些炎症性疾病不仅会刺激胃肠道，令肠道动力变强，还会破坏肠黏膜细胞，令肠道的吸收功能变弱，最终导致大便不成形。

治疗肠道炎症就可以改善大便不成形这种情况。细菌导致的肠道炎症，需要使用抗生素；自身免疫性肠炎需要使用激素、免疫调节剂等药物。如果患者出现了严重的腹泻，还可以使用止泻药物，及时补充水分和电解质，也要注意饮食，进食好消化的食物，清淡饮食，戒酒，避免吃辛辣刺激性食物。

4.肠道肿瘤

肠道里面如果有异物，例如长了肿瘤，也可能会刺激肠道，造成大便不成形，同时可能合并排便次数增多、便血、便秘、便秘与腹泻相交替、有排便不尽感等情况，还可能引发腹痛、体重下降、消瘦、腹部包块、贫血等临床表现。如果是40岁以上的人突然出现排便习惯及大便性状改变，一定要警惕肠癌，尽早就医。

以上是大便不成形的一些常见病因，如果你有大便不成形的情况，建议去医院详细检查一下，排除肠癌、肠炎等疾病。如果检查未找到明确病因，你也不用担心，也许你的大便不成形就是一种正常的生理现象，对健康不会有影响，那你注意饮食，保持好心情，保持大便通畅即可。

放屁多是结直肠癌的信号吗？

有朋友向我咨询，说他经常放屁，每天有几十个屁，这是正常的现象吗？他还在网上查了查，有的新闻说放屁多是结直肠癌的信号。他非常焦虑，第一时间想到了我，赶紧向我咨询。作为一名胃肠外科医生，我告诉他这种说法是没有依据的，是不对的。

经常放屁不是结直肠癌的信号，放屁的次数多与结直肠癌没有必然的联系。如果你平时放屁的次数比较多，突然有好几天不放屁了，肚子胀起来了，反而要警惕起来，有可能是出现肠梗阻了，甚至是得了结直肠癌。

肠道是一个空腔脏器，就像一根自来水管子。如果结直肠癌细胞沿着肠道长满一圈，就会导致肠道堵塞，就像下水道被堵塞了一样。如果肠道被堵塞了，形成肠梗阻，屁就可能排不出去了，直观的表现就是放屁的次数少了，甚至不放屁。

引起肠梗阻的原因有很多，包括肿瘤、肠粘连、肠道血

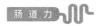
运障碍、肠麻痹等。既往没有腹部手术史的中老年人，如果突然出现连续多天放屁或者排便次数减少，甚至不放屁、不排便，一定要尽早去医院做检查，排除结直肠癌的可能，尽早解除肠梗阻。

肠道里面的气体和大便如果排不出去，会导致肠管扩张越来越严重，甚至造成肠管被撑爆了，含有大量细菌的大便会跑到腹腔里面，造成严重的腹腔污染，进而造成感染中毒性休克，危及生命。肿瘤导致的肠梗阻，一般需要通过手术治疗或者通过内窥镜放置肠道支架治疗。

综上所述，放屁的次数多与结直肠癌没有必然的关系，突然连着几天不放屁了才要小心，这有可能是结直肠癌导致的肠梗阻，需要尽早就医。

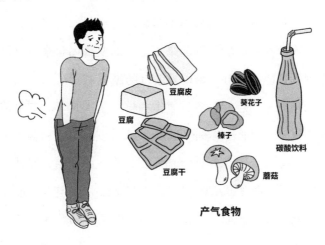

产气食物

切除胆囊后容易得结直肠癌，那还切吗？

有读者问："我得了胆囊结石，切除胆囊是不是会增加结直肠癌的发病率？"

答案是：是的。研究显示，胆囊被切除之后，结直肠癌的发病率会增加，特别是右半结肠癌的发病率会增加16%左右，但这是在胆囊切除之后十几年才会体现的。所以，在切除胆囊之后，患者只需要定期复查肠镜，同时保持健康的生活饮食习惯。

为什么切除胆囊会增加结直肠癌的发病率？目前的医学还没有完全搞清楚，有可能是胆汁持续释放会对肠道造成损害，引起结直肠癌的发病率增加。

你可能会说："既然切除胆囊会增加结直肠癌的发病率，那就不要切除胆囊。"这种说法是不对的，因为胆囊结石、胆囊炎反复发作会影响患者的生活质量，病情严重时甚至会危及生命，比如胆囊结石把胆总管堵塞了，引发感染中毒性休克。此外，胆囊结石长期存在于胆囊里面，会增加胆囊癌的发病率。切，还是不切，怎么选？在陷入两难的境地时，医生只能掌握好适应证，该切的胆囊切，不该切的胆囊绝对不切。

那么，哪种情况下的胆囊是一定要切的？曾医生来告诉你。

第一种，有症状的胆囊结石或者胆囊炎，只要急性发作过一次，大概率以后还会复发。

第二种，如果是无症状的胆囊结石，以下情况建议通过手术治疗：（1）胆囊结石的数量多，并且直径大，直径在3厘米及以上；（2）胆囊壁钙化或为瓷性胆囊；（3）胆囊结石伴有胆囊息肉，息肉的直径在1厘米及以上；（4）胆囊壁增厚至3毫米及以上，同时伴有慢性胆囊炎；（5）患胆囊结石10年以上。

第三种，单纯胆囊息肉的直径在1厘米及以上；息肉的直径小于1厘米，但合并有症状的胆囊结石、胆囊炎；每6个月复查一次，胆囊息肉的直径增大了3毫米及以上。